U0032986

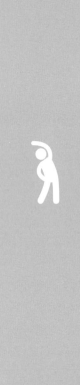

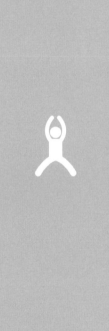

從破壞模式切換到修復模式，
享受無病生活

啟動身體的抗老系統

陳俊旭 自然醫學博士 ／著

目錄
Contents

自序

建設大於破壞，就可健康長壽

　　人類壽命逐年提高，但健康壽命卻不斷下降。許多人年紀輕輕就生病、早衰，甚至罹癌、過勞死。最近幾年，陸續有多名藝人猝死，追究原因，都與過勞有密切關聯。

　　很多人仗著年輕就是本錢，熬夜拍片或過度透支體力，導致死亡荷爾蒙大量分泌，而讓身體處在破壞模式，最後導致血管破裂或堵塞；即使心血管沒出問題，長期如此，也會造成免疫力低下，最後演變成癌症的案例也是不勝枚舉。

　　現代人透支腎上腺皮質醇的現象非常普遍，殊不知會耗損體內維生素C，而使結締組織脆弱，產生一系列血管、黏膜、肌腱、韌帶、軟骨的疾病，免疫系統也因抗氧化劑的缺乏而大受影響。

　　濫用腎上腺也會導致各個臟器開始敗壞，讓人疾速邁向鬼門關，這就是腎上腺皮質醇被冠上「死亡荷爾蒙」惡名的緣由。

　　我們的身體隨時在進行破壞與建設，若破壞大於建設，就容易生病、加速老化。反之，建設大於破壞，就可健康長壽、保持年輕。

　　時光飛逝，轉眼間我行醫已近二十年，第一本書問世至今也近十四年，沒想到我也步入中年了，繁忙的工作讓我也感受到歲月的痕跡。市面上抗老化的產品和理論很多，但我們沒有時間蹉跎，要如何保持年輕，無病無痛，是下半生的重點，我想很多讀者和我都有同樣的需求。

　　有些歐美的百年旅館，雖然有了歲數，但住起來依舊舒適乾淨；有些城市因為養護得宜，市容永保整潔美觀；有些老爺車勤於保養，仍可在路上奔馳……這都是善於維護的功勞。

　　同樣的道理，我們的身體只要好好保養，用到100歲也可上山下海，行動自如。從細胞到系統，定期修復是健康和長壽的秘訣，而恣意破壞是早衰和罹病的根源。

這本書，就是站在科學和實證上，不講廢話，全方位告訴讀者該怎麼做。NMN和CBD都是極新穎的知識，尤其在華人著作中，乃首次出現，但保證有扎實的根基。

五大因素看似老生常談，但舊瓶可裝新酒。死亡荷爾蒙是都市人最疏忽、卻又深受其害而不自知的破壞大王，但只要好好認識它，並善於調理，長命百歲並非難事。

第四章提到，第九系統ECS的重要性，超過大家的想像，CBD如何活化ECS並調節八大系統，接下來二十年將會慢慢被寫入醫學教科書中。

在《做對3件事，年輕20歲》一書中，我提到老化的主因是自由基破壞細胞核裡的染色體，而在本書中，我進一步揭露哈佛大學2015年最新研究成果，讓我們懂得如何進入細胞核修復受損的染色體，成功逆轉老化。原本存疑的我在執行半年後，也驚訝見證許多效果，這堪稱是我見過抗老化醫學裡最簡便、最快速的天然療法。

人體八大系統受到第九系統的支配，但99.99%的人不清楚這一回事，不僅不知道第九系統的存在，更不知道許多慢性病和第九系統失調有密切關係。很多人生病，是因為體內無法自行製造第九系統所需的配體，而讓身體處於失控狀態。因此，若補充第九系統所需的CBD，則可緩解甚至根治許多頑固的各式疼痛、精神疾病、神經疾病、內分泌疾病，難怪美國總統川普在簽署2018年農業法案之後，整個CBD美國市場呈現爆炸式成長，未來勢必將對人類健康帶來重大貢獻。我也親自見證到諸多神奇療效，下半輩子肯定離不開它，我認為這是上帝賜給人類的美好禮物。

我在《吃錯了，當然會生病！》提到影響健康有五大因素，但未詳述，因這議題涵蓋太廣，至少要30萬字才能講清楚。在此書中，我以摘要的方式，把重點都提出來了，值得讀者多讀幾遍，細嚼慢嚥，若能身體力行，保證可以大幅提升身心靈健康。

第五章所談的圈叉表，是我在美國診所的看診利器，也是CP值最高的自療工具。千萬不要小看它，它不花半毛錢，卻可治大病。近年來我會要求病人仔細填寫，以讓我能快速洞悉病灶與擬定治療計畫，治病因此勢如

破竹，許多疑難雜症甚至可迎刃而解。

其實不只如此，只要讀者細細觀察自身症狀的好惡，詳實填寫，不需看診，也能自我療癒，而恢復健康。

本書知識密度極高，值得讀者放慢腳步，反覆精讀，它將會是一本實用的抗老指南。現代人活得老，但也要活得健康，長壽才有意義。

歲月帶來智慧，但體能和腦力仍應保持在年輕狀態，這就是抗老化的真諦。健康百歲，無病無憂，是我們的共同目標，希望以此共勉，大家一起努力！

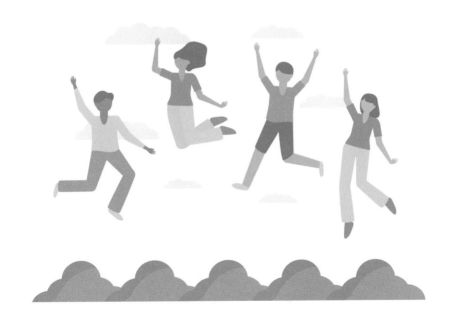

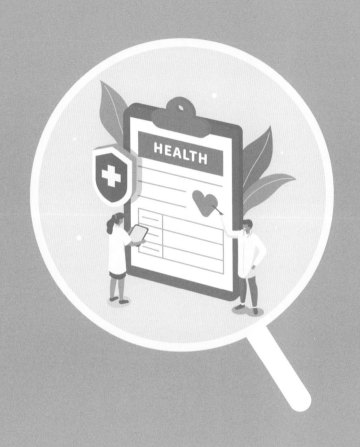

第一章

青春不老不是夢

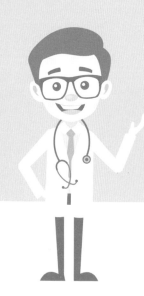

　　青春永駐、長生不老，是人類自古以來的夢想。秦始皇甚至派了徐福帶著三千童男童女到東瀛尋找長生不老之藥，結果當然是沒找到。

　　長生不老藥一直都是不可能的任務，如果有人告訴你確有此藥，你通常會懷疑他是騙子或是瘋子。不過，2015年哈佛大學的動物實驗，卻在抗老化醫學研究上豎立一個里程碑：他們成功把60歲的老鼠逆轉成20歲。

　　這不是夢想、不是理論、不是推測，而是活生生的事實。你想一窺究竟嗎？讓我用一個比喻，從科學的角度細細來講清楚吧。

　　舞台上，一架閃亮亮的三角鋼琴前，鋼琴大師彈著優美的音樂，觀眾如醉如癡，一切都那麼美好。

　　但是，不知怎麼地，突然有一兩個音符彈錯了，起初大家不在意，但漸漸地，漏彈和彈錯的音符越來越多，到最後整首曲子就不成曲子了，一場優美的演奏會，就在錯愕中畫下句點。

　　在人體內，「基因」好比是「鋼琴」。有好的基因一定會健康長壽嗎？答案是未必，就好像有一架百萬鋼琴，就一定會有優美音樂嗎？答案是未必，那要看誰來彈奏了！

　　一架鋼琴再怎麼精良，如果沒有鋼琴大師也無法演奏出美好音樂。可見一個人基因再怎樣優良，如果缺乏一個「鋼琴大師」，也無法表現出完美的健康；反之，如果鋼琴大師因為出了一些狀況，彈出的音樂也會不理想。

話說 2003 年 4 月 15 日，人類基因排序宣布大功告成，舉世同慶，似乎人類一切的疾病都有解答了！但是事實上呢？好像不是如此，基因解密對醫學好像沒有太大的實質幫助。

很多人不知道，其實當初只有 31% 的基因排序完成，而另外 69% 的基因則被當時的科學家認為是「垃圾基因」，而不列入考慮。

「垃圾基因」真的是垃圾嗎？這十多年來，科學家逐漸認識這些看似無用的「垃圾基因」，正是控制染色體裡 DNA 基因最重要的東西——「表觀基因組」（epigenome），也就是「鋼琴大師」。

關鍵在「表觀基因組」

人體有六十兆個細胞，每一個細胞上的基因都是一樣的，但就是這些 69% 的「垃圾基因」決定 31%「DNA 基因」如何表現。

每個人的生命開始，就是一顆受精卵，這個細胞如何分化成不同器官的細胞，日後幹細胞如何變成各種細胞，取決在於這位鋼琴大師，或精確來說：「表觀基因組」。

 陳博士聊天室

幹細胞可以分化成不同細胞的母細胞，例如受精卵、骨髓母細胞、血球母細胞都可視為幹細胞，是非常熱門而且前衛的一個醫學主題。

電視廣告上的嬰兒臍帶血就屬於一種幹細胞療法。臍帶血裡有很多幹細胞，保留下來，若日後有重大疾病發生，可以啟用這些幹細胞來做治療。

但真的有必要保留臍帶血嗎？其實在哈佛大學的大衛‧辛克萊爾教授的研究中，已經在動物實驗成功把一個普通細胞變成一條神經，

甚至不久的將來可以變成一個器官，更甚至複製成一個個體。例如神經細胞很難再生，但他用一個普通細胞讓老鼠的視神經長回來，讓失明的老鼠恢復視力。

醫學的界線被一步步突破，未來的科技，也許可以進步到把任何一個細胞變成幹細胞也說不定。

每個人雖然有六十兆個細胞，其實每個細胞核裡面的基因都是一模一樣，但細胞的外觀和功能卻完全不同，例如在顯微鏡下，皮膚細胞、神經細胞、心肌細胞、骨骼細胞、肝細胞、肺泡、白血球看起來就是大大不一樣。

之所以外觀和功能完全不同，就是表觀基因組把有些DNA基因關閉、有些開啟，幹細胞就可以隨著指令演變成不同的細胞。

如果表觀基因組受到一些因素影響而關閉某些DNA基因片斷，或是DNA基因片斷受到自由基破壞，表觀基因組沒有即時修復，這就好像鋼琴大師彈錯音符一樣，曲子就不成曲子，身體也就會生病或早衰。

鋼琴是死的，鋼琴大師是活的，若沒有鋼琴大師，鋼琴無法發出音樂。鋼琴大師可以在相同一部鋼琴上，演奏出小夜曲、流行歌曲、民間小調等不同音樂，就好像表觀基因組可以命令幹細胞變成神經細胞、肌肉細胞、白血球或肝細胞一樣。

同樣的，如果在演奏過程中，有些因素干擾了鋼琴大師，他就可能漏彈了音符，造成不完美的音樂；就好像一個人長期吃塑化劑或農藥導致癌症產生，或熬夜操勞營養缺乏導致早衰生病。

自閉症、自體免疫疾病、癌症、糖尿病、腎臟病、阿茲海默症為何越來越多？我們的基因和一百年前的老祖先並沒有什麼差異，但現代疾病卻泛濫成災！

不要怪基因，因為問題不在基因，而出在鋼琴大師！也就是說，問題的根源在於有些因素在干擾表觀基因組。如果我們可以弄清楚「誰在干

擾」「怎麼干擾」，讓干擾不要發生，讓大師全心全意好好演奏，那麼絕大部分疾病就不會出現，甚至也不容易老化，永遠青春常駐。

這不是在做夢，2015年哈佛大學大衛・辛克萊爾教授（David Sinclair, PhD）成功把60歲的老鼠變成20歲（外觀和體能同時變年輕），不但「抗老」從理論變成事實，而且要消除老化所帶來的疾病，讓人一輩子無病無痛，也不再是天方夜譚，人類想要永遠健康長壽的夢想，正式揭開序幕！

我在1997年聽過一個實驗，當時百思不解。實驗中把每一代老鼠的尾巴剪短，幾代之後，老鼠後代的尾巴就會越來越短，這在三十年前的基因學是無法解釋的。

當時認為，基因就是藍圖，老鼠尾巴該多長，基因不都決定好了嗎？一把剪刀怎能改變基因呢？這個無法解釋的實驗，如今終於揭開謎底，原來剪刀會影響表觀基因組，然後再影響到基因的表現，讓尾巴變短。

這兩位雙胞胎，你看得出哪一位有抽菸嗎？

一對雙胞胎，在不同環境長大，一位抽菸、一位不抽菸，你會發現他／她們的臉長得不太一樣（掃描右方QR看差異）。抽菸的人有眼袋、臉上皺紋多、嗓音沙啞；另一位看起來則比較健康。

自閉症、過動兒、發展遲緩、癲癇等嬰幼兒疾病在一百年前相當罕見，但現在卻非常流行，深深困擾許多父母。試想，這是不是胎兒在子宮內發育時受到什麼干擾？或是出生後接觸到一些加工食物、汙染、藥物、疫苗，前後有什麼因果關係呢？

台北市上班族健檢報告96%有紅字，三高（高血糖、高血壓、高血脂）和免疫疾病（各式過敏、自體免疫疾病、癌症）困擾大部分的現代人，但這些疾病在一百年前其實都相當少見。

為何現代人這麼容易生病？這是否和飲食、汙染、作息、壓力、運動有密切關係？又是怎樣的機制呢？

美國名星安潔莉娜・裘莉因為驗出乳癌基因，就「預防性」地把雙乳切除，以降低罹癌風險，我在 2013 年一聽到這新聞，就心想這會不會太 over 了？有乳癌基因，真的會得乳癌嗎？

　　從自然醫學的角度來看，如果乳癌基因不被啟動，並不容易得乳癌。就像槍枝裡有子彈，但只要不扣板機，就沒有殺傷力。

　　人為什麼會老化？早期的科學研究著重在自由基對細胞膜的傷害，但近年來偏重在細胞核裡、尤其是染色體裡到底發生什麼問題。

　　國中課本提過，人體細胞若要分裂，染色體就要複製，細胞一分為二，二分為四，如此複製下去，小孩才會發育成長。而成年之後，雖然身體不再成長，但還是要不斷分裂來製造新的細胞，取代舊的壞死細胞。比如紅血球的壽命只有 120 天，就是靠血球母細胞不斷分裂，才能製造新的紅血球，而老舊紅血球就被送到脾臟裡面分解、回收。

　　但很多人不知道，其實人體每個細胞在分裂的時候，染色體裡的 DNA 難免會出錯。據估計，人體內 DNA 的出錯率高達每天 2 兆個！這還不包括輻射、環境汙染所造成的損傷，可見現代人的 DNA 損壞其實發生率可能更高。

　　沒關係，我們人類有七個長壽基因（sirtuins 1-7），會產生七種長壽蛋白（SIRTs1-7），在細胞核裡修復這些損壞的 DNA。如果修復即時，DNA 就會完整，細胞就會做該做的事，而且做得很好。如果修復不夠徹底或不夠即時，那麼細胞的表現就不如從前，整個器官或組織就會開始出問題，從巨觀來看，這個人就開始老化生病。

　　所以，一個人要青春永駐、永保健康，就要盡量讓這些長壽基因和長壽蛋白運作正常；反之，一個人若早衰、生病，是不是能藉由幫忙長壽基因或長壽蛋白而達到逆轉老化的目的呢？

七個長壽基因sirtuins 1–7直接影響DNA基因，可以抑制發炎、促進分化、增生幹細胞、促進新陳代謝、使端粒變長、修復DNA、提高存活率。

而七種長壽蛋白（SIRTs1–7），其中SIRT1、6、7負責控制表觀基因組和細胞修復；SIRT3、4、5住在粒線體裡，負責能量代謝；而SIRT2在細胞質遊走，負責細胞分化、卵子再生。

人類的長壽基因不只負責修復DNA、維持DNA的穩定，還負責細胞的存活率、新陳代謝、細胞與細胞間的溝通。一個人從年輕到衰老死亡，在細胞和基因的層面都是下面這樣的過程，在這過程中，有幾個關鍵可以逆轉，本章就是要提供這些方法。

年輕→DNA破損→DNA基因組不穩定→表觀基因組控制不良→細胞喪失正確身分（殭屍細胞）→細胞層次的廣泛衰老→疾病→死亡

有疾病基因，但不一定會發病。事實上，人類基因不是很好，醫術越好的文明，基因越不好，因為身體差的都活下來了。

每個細胞的DNA大約六呎長，它是像線圈一樣捲成一團一團。什麼地方要捲成一團，什麼地方要維持直線，哪些基因要打開、哪些要關閉，完全取決於表觀基因。

所以神經細胞和骨頭細胞雖然DNA一樣，但DNA被啟動的部位不一樣，就變成不同的細胞。當我們還是一顆受精卵的時候，我們就是一個細胞，講得更精確一點，我們只是一顆幹細胞。但當我們慢慢變成一個胚胎，越來越多訊號告訴表觀基因要怎樣啟動DNA，長出神經、器官、骨

頭、肌肉等。

如何啟動長壽基因？

在人類所有25000個基因當中，科學家找不到衰老基因，只有長壽基因。這是怎麼回事？難道生物的壽命沒有極限？

燈塔水母是地球上已知、不會死亡的生物，它成熟繁殖下一代之後，就把自己變回剛出生的樣子，再重新成長一遍，長大之後生完下一代，然後再把自己變回嬰兒，如此周而復始，永遠不死，而非洲龍血樹，更是已經活了8000歲！

美國加州有一種樹，叫做大盆地刺果松（*Pinus longaeva*），根據年輪計算已有4850歲（2019年），森林基因機構（Institute of Forest Genetics）在2001年派出團隊去研究23歲到4713歲的大盆地刺果松，希望可以找到一點衰老的跡象，卻空手而回。

23歲和4713歲的樹，在枝幹成長速度、養分運送系統、花粉品質、種籽大小、發芽方式各方面都沒有差別，完全找不到一點「老化」的證據。

有人會說這些樹木或水母，細胞或器官跟人類相差太遠了吧？那麼來看看跟人類一樣是哺乳動物的弓頭鯨（*Balaens mysticetus*）。以前被認為只能活到60、70歲的弓頭鯨，最近檢測證實有一頭弓頭鯨被殺死時已經211歲。牠們的長壽是否因為沒有天敵、高度警覺、生育緩慢、生長在悠閒平靜的寒帶海域，這些我們目前不得而知。但我們知道，生物體內沒有衰老基因，只要維持長壽基因正常運作，就可長壽。

地球上的生物雖然長相不同，但在顯微鏡下，我們卻都長得同一個模樣，甚至細胞核裡面的基因都很類似。基因解密之後，我們知道，人類基因和老鼠基因有85%是一樣的，人類基因和黑猩猩基因有96%是一樣的。所有生物在細胞層次，存活的機制是相當類似的，不外乎透過：AMPK、FOXO、NAD、Sirtuins。

哈佛大學的意外發現

這一切要從 2015 年講起。當時哈佛大學的大衛‧辛克萊爾教授成功讓老鼠從 60 歲逆轉到 20 歲，不管外表毛髮或內臟器官，都回到充滿活力的年輕狀態，還能在跑步機上跑個不停！

一隻年輕老鼠通常可跑 2 公里，但這隻「老」鼠卻已經跑了 3 公里還不想停下來！這以人類來說，可是差不多等於 100 公里的超級馬拉松！這是怎麼辦到的？

話說在 2009 年，他的團隊發現怎麼有些老鼠提前衰老，檢驗發現是長壽基因比較不活躍，再進一步檢測發現，提供長壽基因能量的 NAD（nicotinamide adenine dinucleotide，菸醯胺腺嘌呤二核苷酸）含量較低，於是研究團隊就餵這些老鼠 NAD 的前驅物質 NMN（nicotinamide mononucleotide，菸醯胺單核苷酸），而老鼠居然就變年輕了！

NAD 已經被科學界發現一百多年了，但一直都被視為一個不起眼的小角色，沒什麼重要，直到最近，才被發現它是細胞內長壽基因的燃料。細胞衰老與否，和細胞核內 NAD 濃度不足有關。以人類來說，通常 50 歲男性體內的 NAD 只有年輕時的一半。

不過，因為 NAD 的分子比較大、無法穿越細胞膜，所以直接口服 NAD 無效，無法到達細胞內，於是科學家找了幾百種 NAD 前驅物質開始嘗試，到最近幾年，終於找到幾種安全有效的成分，最具代表性的就是 NR（nicotinamide riboside，菸醯胺核糖）和 NMN。

自從哈佛大學用 NMN 餵食老鼠，讓牠們返老還童之後，大家對人類抗老化充滿信心。辛克萊爾教授首先拿自己做人體實驗，食用 3 個月之後，生理年齡從 57 歲降到 33 歲。

而辛克萊爾教授的父親剛開始還對兒子的研究保持存疑的態度，糖尿病開始讓他重聽、視力模糊，但服用 NMN 六個月之後，感覺不容易疲倦、身上不再有疼痛、頭腦更清楚、走路比同伴快很多，二十多年來都異常的肝指數，居然變正常了，還能和孫子一起登山打獵。從他的背影、聽他的

聲音，都看不出來他是一個80歲的老人。

辛克萊爾還發現他周遭好幾位停經婦女在服用NMN一段時間後，月經又來了；2018年，停經後母馬食用NMN後，恢復生育能力；老鼠的卵巢被化療完全消滅卵子之後，食用NMN居然又恢復生殖能力。

這些都很可能是 SIRT2 的作用，它可能具備使卵巢重新長出卵子的功能，對於錯過生育年齡的婦女而言，NMN可能是一個好消息。如果卵巢可以恢復年輕，那麼其他器官也很有可能。辛克萊爾教授最近的老鼠實驗，已成功讓受損的視神經重新長回去，讓老鼠恢復視力，也可以把身上任何一個細胞變成幹細胞。

雖然目前還沒有大規模人體雙盲實驗，但由於多年來在動物身上看不出任何毒性與副作用，世界各地至少有三十家營養品公司已在販售NAD前驅物，香港首富李嘉誠就投資十億在某家公司販售NR。而辛克萊爾教授則每天服用1000毫克的NMN，持續多年。

到底NR和NMN哪一個效果比較好，現在還沒有客觀的對比實驗，但網路上已經很多證據顯示，食用NR或NMN之後，睡眠改善、體力充沛、血糖也較穩定。

大部分年輕人食用NR或NMN後沒什麼反應，這是正常的，因為20、30歲的年輕人體內NAD濃度就處於正常值，服用NR或NMN當然沒什麼影響；但年紀越大、身體越差的人服用之後的反應就越明顯。目前有一個統計是，50歲以上的人服用NR或NMN，90%自我感覺變年輕了。

NMN雖然如此神奇，但目前的市場非常混亂，品質參差不齊、價格也非常懸殊，一個月的費用從台幣一千多元到十萬都有。到底有效劑量該是多少、純度和潔淨度如何、利潤合不合理，這些都需要消費者睜大眼睛分辨清楚。

也有人問，若不使用營養補充劑，在食物中可否獲得？遺憾的是，雖然在酪梨、高麗菜、南瓜籽、綠色花椰菜、毛豆、牛肉、蝦子裡含有NMN，但若要吃到有效劑量，可能一天要吃一百公斤，所以要從食物中攝取足量，是不可能的事。

NAD+ 功能示意圖

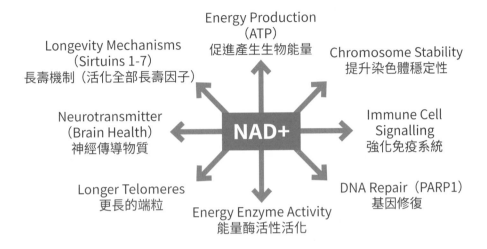

Energy Production
（ATP）
促進產生生物能量

Longevity Mechanisms
（Sirtuins 1-7）
長壽機制（活化全部長壽因子）

Chromosome Stability
提升染色體穩定性

Neurotransmitter
（Brain Health）
神經傳導物質

NAD+

Immune Cell
Signalling
強化免疫系統

Longer Telomeres
更長的端粒

Energy Enzyme Activity
能量酶活性活化

DNA Repair（PARP1）
基因修復

如何提高NAD？

提高NAD之後，可以提高胰島素敏感度、降低發炎、提升骨骼肌的粒線體功能、提高大腦認知功能、促進胰島素正常分泌。

而從動物實驗中，科學家已經整理出一些促進NAD或sirtuins的因素，包括斷食、限制熱量攝取、運動、短暫極端溫度，補充NAD前驅物（NR或NMN）和白藜蘆醇。

1. 間歇性斷食或生酮飲食

在最近幾年非常熱門，對於瘦身、穩定血糖、提升體能有顯著的效果。

清水斷食也是有很好的效果，甚至更強，但因為無法長久執行，而可用生酮飲食來取代。人體在採取生酮飲食的時候，大腦、肌肉、器官的運作都處在最佳狀態，更不會有血糖擺盪的問題，是目前治療糖尿病最有效、最快速的方法，但由於降血糖的效果太好、太快，對於施打胰島素的

患者，強烈建議必須要由深諳生酮飲食的醫師24小時在旁督導，有必要適時調降胰島素劑量，以防血糖過低。

2.短暫極端溫度

這是一個比較陌生的話題。實驗證明老鼠暴露在低溫之下時，可以刺激NAD生成，進而使老鼠長壽，這點同樣也在人體實驗獲得證實。

我最近在華州，喜歡在攝氏5度之下穿薄薄的襯衫和長褲，費力地拿丁字鎬鋤土。怕冷的我一點也不覺得冷，反而渾身通暢、非常舒服。

其實這時運動和低溫大大促進NAD生成，提升長壽基因的功能。我有一顆深受牙周病困擾、搖搖晃晃、一年前早就該拔掉的智齒，居然慢慢復原了。我將此歸功於長壽基因被促進，還有每晚服用祕密武器CBD，結合細胞膜上的ECS，啟動了全身細胞修復的機制。

再加上高強度運動（鋤土）和NMN、足量維生素D（日照或補充），種種有利因素多管齊下，達到很好的加乘效果。

暴露在低溫之下，會促進身體生出褐色脂肪，這是會讓身體健康長壽的脂肪，反觀白色脂肪會讓身體發炎短命，二者有天大的差異。

而偶爾讓身體在高溫之下也有其益處。芬蘭研究發現每週去1次三溫暖的人罹病率會下降；每週泡7次的人，更是大幅下降。

我在華州的家，前任屋主留下一個隨時保持在攝氏40度左右的溫水池，我幾乎每天都會泡8分鐘以上，效果真的很好。尤其在攝氏零下10度的下雪天泡熱水澡，那種冷熱對比真是極端！台灣的冬天雖然都在攝氏10度以上，但因為沒有暖氣，其實也是很冷，每當身體覺得冷，我就躲到遠紅外線烤箱裡，在攝氏67度裡烤到大汗淋漓再出來沖澡，也是渾身舒暢。高溫可能啟動NAMPT基因，讓身體製造更多NAD，所以也可以活化長壽基因。

總之，適度地讓身體接觸低溫和高溫，是有益的！從這裡不禁令人想到，現代人藉由冷暖空調，讓自己處在恆溫的環境中，到底對健康是好還是不好呢？其實，人類在大自然中，經歷春夏秋冬，有它自然的益處。尤

其極端溫度加上有氧運動，幾乎模擬原始人的生活方式，原來是保持健康的好方法。

3.其他（尤其是NR或NMN）

其他還有適度的環境壓力，包括食物不足、短暫斷食、適度運動，可以啟動AMPK，關閉mTOR，最簡便的就是補充NR或NMN以提高NAD濃度，活化長壽基因，使DNA受損片斷能適時修復，保持細胞運作正常。

身體雖然有長壽基因、疾病基因和腫瘤基因，但更重要的是表觀基因每一分、每一秒都在接受環境給它的訊號。

這個環境包含非常廣泛，小到周邊血液、組織液、細胞內液給它的訊號，廣到外在住宅、氣溫、濕度、陽光、飲食、作息、甚至毒素。

如果在胚胎發育過程中，有尼古丁、輻射線、酒精、高血糖、殺蟲劑、抗生素等干擾，都會造成胎兒發育異常甚至畸形；出生之後，副食品、疫苗、農藥、加工食品、環境汙染、過敏原、壞菌、病毒、黴菌、塑化劑、傢俱裝潢釋出的甲醛等，持續會對嬰幼兒造成影響。

如果學童壓力大、愛吃泡麵、零食飲料、不運動，他的健康就會持續惡化；成年後如果飲食錯誤（高醣或汙染）、生活型態不良（運動不足、菸酒毒品）、情緒壓力大，就會啟動疾病基因，甚至腫瘤基因，長壽基因受到不良影響，造成各式老化疾病提早報到。

以上種種因素，在表觀基因上扮演怎樣的角色、機制如何，我個人認為是未來自然醫學的重點。若能搞清楚，則能帶來人類真正的健康，也能達到永保青春的夢想。

陳博士聊天室

　　NMN是一個嶄新的營養素，我在美國診所從2019年底才開始使用。雖然才短短使用數月而已，但從自己親人和病人身上，我們已經肯定它是有效產品。

　　我通常建議睡前和晨起各吃一次，每次250毫克左右；哈佛教授每天吃1000毫克；有些廠商宣稱50毫克就會有效果。

　　到底最佳劑量為何，我們還在統計中，但每天500毫克似乎是一個普遍有效的劑量。

　　會不會像老鼠一樣讓人外表變年輕、毛髮變黑，這點我們還不確定，但我們已經看到它在幾個月內，會在「生殖力」和「修復力」二方面漸漸呈現它的特色。

NMN明顯提高生殖力和修復力

　　一個人的老化，在生殖力方面最容易顯現。所以抗老化的營養素或療法在生殖力方面如果最早出現效果，這也是理所當然的。

　　在生殖力方面，我在美國診所最強效的營養品首推「催化牛蒡」和「NMN」。如果用火車頭來比喻，前者好比在鍋爐裡把煤礦燒得更猛烈，讓火車頭引擎馬力變得更強大；而後者則像在所有火車零件上加潤滑油，或換新受損零件，讓整個齒輪機械的運作更加流暢、平滑，讓乘客更為舒適，也會延長全車的使用年限。

　　男性在青春期、青壯年、中老年不同階段，行房射精後身體恢復原有體力的所需時間是越來越久，例如從幾小時、幾天、最後到一至二週，不同年紀相差很大，所以每位男性通常會量力而為。

　　隨著年紀增長，為了維持充沛精力，行房與射精的次數就會自然而然

遞減，若任意恣行、不懂保養，輕則早衰，重則生病短命。中國歷代皇帝短命者很多，只有四位壽命超過70歲，與此甚有關係。

不過，早晚食用NMN後，男性可發現復原時間大幅縮短，甚至回復到青春期那種睡個覺醒來又是一條好漢的感覺，每天清晨晨勃的頻率與持久度也是明顯增加，這一點在不同年紀都有驗證。

有一個有趣現象，有一位80歲的老先生已經二十年硬不起來了，結果食用NMN才一個晚上，隔天早上就向我報告，生殖器有硬硬的感覺。話雖如此，也不要期望太高，男性的生殖反應，是慢慢累積的，俗話說聚沙才能成塔，千萬別把NMN當壯陽藥使用，想要一吃馬上就看到效果。

至於女性的反應，目前還在搜集資料，最明顯的效果是皮膚變得光滑柔軟以及生殖器官功能提升，但最令人驚奇的是，哈佛大學教授所觀察到的老鼠、馬、人類，都有更年期後重新啟動月經的現象。

綜合以上臨床反應，看得出來NMN在生殖器官的確有修復和返老還童的效果，這可能是歸功於SIRT2長壽蛋白似乎可以啟動生殖母細胞重新製造卵子和精子的功能。

我個人認為，現代人過於操勞、腎上腺過度使用，因而剝奪性荷爾蒙的產生（因為二者的製造原料是一樣的），導致許多生殖系統衰退，甚至不孕不育的現象，而NMN在這方面可能可以扮演很好的逆轉作用。

至於在修復力方面，我在美國診所觀察到皮膚傷口的修復、關節炎消腫、血糖的穩定、過敏的緩解、感冒的痊癒、肝腎指數下降，都比以前快一些。

這讓我回想起，年輕時身體受傷後的確修復比較快，但隨著年齡增長，傷口修復或疾病緩解的速度就越來越慢。

如果每天乖乖早晚食用NMN，連續幾個月不要間斷，吃得越久，就會發現修復能力越快，這點非常珍貴。再搭配足量熟睡和足夠運動，加上適合自己體質的飲食（例如我就是低醣飲食或生酮飲食），整個身體真的感覺是往年輕的方向邁進。

我發現隨著年紀增長，我在台美之間飛行後的時差越來越難調整。抵

達目的地之後，會有將近一週時間，晚上精神旺盛、心跳明顯、體溫降不下來。反觀白天懶洋洋，一旦睡意襲來，擋都擋不住。

但說也奇怪，2020年9月，我從美國返台，卻一點時差的感覺都沒有，完全無縫接軌。我合理懷疑是連續吃了幾個月NMN的功勞，但究竟是個案還是普遍現象，還需要收集更多案例。

最後我要提醒讀者，NMN雖可以提高生命力，讓人更有活力、體力、生殖力、修復力，但卻不能讓人免於生病。

若有擦撞外傷、接觸過敏原、病菌入侵、毒素攝入、睡眠短少、過度工作，都會讓人暫時遠離健康，我們千萬不要把自己當作超人，以為NMN是仙丹妙藥就濫用身體。

這一點和牛蒡一樣，除了該睡則睡、該吃則吃、該保養則要保養之外，最好還要多曬太陽、多做高強度運動、多吃高單位營養食物，盡量讓一切有利因素共同發揮加乘作用（synergy），我們就可以越活越年輕，保持在最佳狀態。

套一句我常說的老話，人生就是一個不斷「建設與破壞」的動態平衡。如果破壞大於建設，人就衰老得快，但若善用各種方法，讓建設大於破壞，則可以有病治病、沒病強身、逆轉老化、永保青春。

在眾多自然療法之上，很高興科學界發現了NMN這個好工具，可以修復基因、逆轉老化，讓人類追求健康長壽的夢想，更往前邁進一步。期待未來有更好的發現。

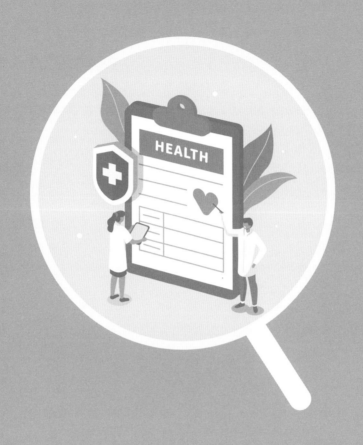

第二章

影響健康的五大因素

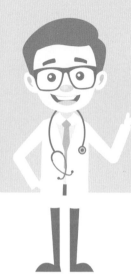

　　我在第一本書《吃錯了，當然會生病！》的自序就已揭露，現代人生病最主要的原因，依次爲飲食謬誤、作息紊亂、運動缺乏、毒素過多、壓力太大，我稱之爲「影響健康五大因素」。

　　若要逆轉疾病、促進健康，首先必須針對這五大要素著手，其次再來做進一步的對症療法。

　　有人可能會說，陳醫師你是不是少講了遺傳？答案是，我不講基因遺傳。基因充其量只是未爆彈，只要不引爆就沒事；但你有沒有想過，以前的人不大會生病，例如阿公阿嬤小時候的那個年代，很少人有高血壓、高血糖、高血脂、痛風、過敏、癌症、自閉症、過動兒、腦性麻痺等，甚至百年之前，人類死亡原因主要是傳染病，即便平均壽命偏低，也是因為嬰幼兒夭折與戰爭。

　　現代人的基因和古早人一樣，並沒有太大的突變，但是為什麼有這麼多慢性病與疑難雜症呢？是不是五大因素產生劇變而引起的呢？這五大因素是不是會影響上一章所說的表觀基因組，進而影響基因表現，導致生病呢？

　　日本人把現代慢性病又稱為生活習慣病，就是認清慢性病的主因是飲食與生活型態。如果調整這些影響因素，慢性病就可逆轉。

例如現代人有過敏和自體免疫的比例非常高，台北市小一新生20%有氣喘，80%市民有慢性食物過敏。我在診所最怕那些體無完膚的過敏兒，其實在母體內就已受到毒素的干擾，生下來之後過早接觸過敏原與疫苗，導致免疫系統紊亂。如果一發病就揪出罪魁禍首，用自然醫學的方法來逆轉，就不會搞到難以收拾的地步，但一般醫院卻採用類固醇不斷壓抑發炎反應，導致異位性皮膚炎遍布全身。

其實有過敏基因的人很多，但不要誘發它就沒事。我們不要怪基因遺傳，其實我們人類的基因普遍不大好，尤其是在醫術越好的文明，越多不良基因能留下來。例如原住民小孩如果身體不好，常過敏或感冒、體弱多病，可能很小就死了。所以你會發現原住民體能比較好、過敏比較少、衣服穿得少也不容易著涼。

不過話說回來，原住民由於比較耐餓，身上的節約基因比較多，所以稍微吃多一點碳水化合物就很容易肥胖和罹患糖尿病；台灣人是清朝漢人和台灣原住民的混血兒（清朝有女人不能移民台灣的禁令），所以基因比純種漢人更「耐餓」，也更容易罹患糖尿病。

總之，雖然基因不能改，但五大因素可以改！如果可以把五大因素調整在安全範圍內，即使有疾病基因，也是健康到老，不會發病！

飲食

1.飲食比例

如果說飲食謬誤是現代慢性病氾濫的主因，那麼，飲食比例的失衡就是飲食謬誤的焦點。

只要調整飲食比例，通常可以四兩撥千斤，有病治病、無病強身。雖說飲食比例如此關鍵，但卻不受到營養界與醫學界的重視。例如從1992年起美國農業局所推廣的「食物金字塔」，就帶頭提倡不適合現代人的高醣飲食，美國三高和肥胖問題不但因此沒緩解，反而更加失控。

• 食物四分法

這是為何我於2003年在美國診所拋棄「食物金字塔」，自己發明「食物四分法」的緣由。曾經有不少病人異口同聲告訴我，在我所有療法裡，影響他們最大的就是食物四分法。

食物四分法

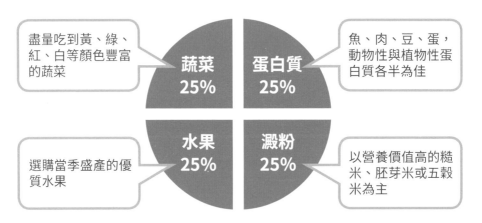

盡量吃到黃、綠、紅、白等顏色豐富的蔬菜

魚、肉、豆、蛋，動物性與植物性蛋白質各半為佳

選購當季盛產的優質水果

以營養價值高的糙米、胚芽米或五穀米為主

現代小麥經過農業改良，含大量支鏈澱粉，易造成血糖擺盪與肥胖；大量的麥膠蛋白（麩質）一方面容易引起過敏，一方面進入大腦產生腦內啡的作用，讓人上癮。

雖然真正對麩質過敏而產生乳糜瀉的人只占人口1%，但一般人避開現代小麥做成的麵食糕點後（也就是無麩質飲食），腰腹脂肪變少、精神變好、不再對麵食類有癮頭、血糖較穩定、過敏症狀趨緩等，至少有三分之一人口會大大受益。

• 三野飲食

「三野飲食」是我在美國診所提出的食物四分法進化版，只吃野菜、野果、野生動物。「野」的意思不是野生，而是天然。三野飲食類似歐美盛行的舊石器時代飲食法，不吃五穀雜糧，因為人類在懂得生火之前是不

會吃穀類的，因此三野飲食比食物四分法更貼近人類基因的設計。

　　至於身上具有節約基因的族群，也就是有肥胖和糖尿病家族史的人，為了要避免罹患或有效逆轉肥胖和糖尿病，更要嚴格限制碳水化合物的攝取，因此低醣飲食和生酮飲食是他們想要保持健壯、結實、靈敏、血糖穩定的最佳飲食比例。

● 生酮飲食

　　生酮飲食不但對穩定血糖、減肥、免疫力正常化很有效果，而且所產生的酮體是大腦最優良的能量來源，所以對一般人可保持頭腦清楚、思考迅速，對於大腦功能障礙的人，例如癲癇、妥瑞氏症、大腦損傷、失智症、精神分裂症、恐慌症、焦慮症等，還有優於藥物的治療效果。

　　而在生酮飲食和低醣飲食之間輪替，稱為碳水循環。因為生酮飲食時胰島素很低，不容易長肌肉，所以採取生酮飲食時若想增肌，可以在重訓的前後執行低醣飲食。

2.飲食間距

　　三餐定時定量在歐美是工業革命的產物，是為了工廠的管理方便，在農業社會也是如此。但在狩獵時代，人類經常有一餐沒一餐，這樣的不定時不定量的飲食習慣，反而會使頭腦靈敏、身手矯健。放眼大自然，沒有任何野生動物是三餐定時定量的，只有人類。

　　近年來盛行的間歇性斷食和生酮飲食都被證實可以啟動自噬機制（autophagy），這是2016年諾貝爾醫學獎的主軸，可以治病、抗衰老，哈佛大學抗老化實驗也證實長期飽食會抑制長壽基因，導致容易生病與衰老。

　　清水斷食更是排毒、啟動自噬、活化免疫系統的重兵器，在野生動物和人類各大古老文明都有清水斷食的應用。

　　總之，餓了才吃，是符合人類生理機制的飲食習慣，用餐時間到了，若不餓就應該跳過這一餐，下次記得上一餐少吃點。若不餓卻硬吃，會加重腸胃負擔，拖累生理運作。

基本上，越是高醣飲食，越容易餓；而越是低醣飲食，越不會餓。到了生酮飲食，飢餓感幾乎消失，但耐力與腦力卻處在最佳狀態，這是原始人可以三餐不繼、卻能頭腦靈敏、身手矯健的原因。餐前飢餓感是中、高醣飲食者進食的訊號；生酮者因饑餓感消失，則不是餓了才吃，而是自己決定用餐時間。

　　過午不食是間歇性斷食的古老版本，早在數千年前已在宗教界流行，它能在高醣飲食之下，協助降低胰島素與啟動自噬，雖有益身心，但執行起來需要更強大的意志力。

　　年過40，盡量在睡前3、4個小時吃完晚餐，保持睡前空腹感，否則未消化吸收的食物囤積在腸胃，讓腸胃在半夜也不能休息；過多葡萄糖在睡夢中進入大腦，導致大腦亢奮，多夢淺眠，影響睡眠；睡夢中新陳代謝率低，過多熱量會在肝臟中轉換成三酸甘油酯，囤積成腰腹脂肪和內臟脂肪，讓身材越來越胖。而小孩因為在發育，睡前也可進食，不受此限。

3.飲食分量

　　少量多餐會刺激胰島素分泌，升高血糖、引起肥胖，除非你正在健身增肌或生長發育，否則應盡量避免每日飲食超過三次，包括點心。

　　每日該吃的食物，在1－3次內攝取完畢，要吃幾餐都可以，看個人的體能需要與飢餓感而定。生酮飲食者多半一日兩餐就非常舒適，有清水斷食的眾多優點，卻無不能享受美食的缺點。

　　每餐八分飽，不要斤斤計較卡路里，因為個體差異很大，計算也非常繁瑣。想要控制身材，最好的方法就是嘗試各種飲食（高醣、低醣、生酮）幾個月，每週量體重、體脂、腰圍，看看哪一種飲食效果最好，有效就堅持下去。

　　飲食比例還是關鍵，我個人的結論是低醣飲食和生酮飲食最適合大部分的人口，尤其40歲以後會越來越明顯。想瘦就少吃，想胖就多吃，想壯就多吃蛋白質兼練肌肉，若要長肉則要調理腸胃，否則腸胃功能不佳，則不易吸收養分。

4.盡量有機

農藥、化肥、環境汙染,已充斥在現代農作物、畜牧業、海產類中。我們要在能力範圍內盡量選用有機無毒的食材,減少汙染原干擾身體,並注重食材中的微量營養素。

若有機食材太貴或購買不方便,則可考慮自行種植或養殖。有地就種地,沒地就在陽台種菜或用魚菜蝦蚯共生。種菜也是一種非常有益身心的運動與嗜好。

5.原型食物

原型食物就是食物未經加工,保持原始面貌,例如蔬菜、水果、肉類、雞蛋、海鮮等,現代加工食品內的添加劑即使合法,也對身體不好,應盡量避開。非法添加劑也頗常見,防不勝防,還是吃原型食物較安心。

味精會干擾大腦下視丘,在美國嬰兒食品內是禁用的;而人工防腐劑會干擾腸道菌叢,農藥和抗生素更厲害,腸胃不佳者千萬要注意。

越精製的糖,例如白糖、砂糖、冰糖,引起的血糖擺盪越大,要盡量避開。若有需要,可選用優質代糖,例如赤藻醣醇、異麥芽寡糖、木糖醇、木寡醣、甜菊糖、羅漢果糖等。

人工果糖對身體的傷害遠勝於精糖,甚至比酒精還糟糕,但卻充斥在現代飲料中,常見的原料名稱是高果糖玉米糖漿,要盡量避開。劣質代糖包括糖精、阿斯巴甜、蔗糖素、紐甜等。

空卡路里食物就是空有熱量卻無營養的食物,例如薯條、洋芋片、泡麵、餅乾、糖果、汽水、飲料、稀釋果汁、白麵包、白麵條等,容易導致虛胖、血糖不穩、免疫下降、體弱多病。

6.補充營養

現代人的營養不良是巨量營養素過剩,微量營養素缺乏。每個人應根據自身弱點與特殊體質,補充適合自己的營養素,例如天然綜合維生素礦物質、各式足量維生素、各式食物型態營養素、各式天然草藥萃取等。

人工維生素常會產生鏡像異構物或地球上原本不存在的結構，有些甚至是從石化廢棄物（瀝青柏油）而來，要盡量避免，而要選用等同天然的成分（從玉米澱粉轉化但結構式和天然成分100%相同）或從天然食物中直接萃取。

7.優質食材

　　油品是最容易作弊的食材，地溝油、餿水油、回鍋油、假冒油、氫化油充斥市面，現代飲食中90%以上屬於壞油，是造成各類發炎疾病、癌症、疑難雜症的重要原因之一。

　　因此，我們要「多吃好油、少吃壞油」。好油就是天然無汙染、未精製的植物油或動物油，注意烹調要在冒煙點之下，避免氧化變質。

　　台灣由於天氣濕熱，種子類食材容易發霉，苦茶油、花生油、芝麻油，廠商必須提供黃麴毒素檢驗報告；購買堅果五穀類也是要特別注意，萬一吃到黴菌，對肝臟的損害很大；而人工反式脂肪是健康的隱形殺手，必須全面禁止。

　　蛋白質是體內紅白血球、肌肉、軟骨、荷爾蒙的原料，無法從澱粉或脂肪轉換，必須從飲食中攝取，不可缺乏。一般人可從優質魚、肉、豆、蛋中補足，而牛奶由於是人類慢性食物過敏原的榜首，所以除了天然奶油（butter）、酸奶油（sour cream）之外，我不鼓勵食用奶製品。天然奶油裡的天然反式脂肪屬於共軛亞麻油酸，不但無害，還可降低心臟病風險。

　　素食者和偏食者特別注意，每公斤體重必須攝取一公克蛋白質，有必要可適量補充豌豆蛋白粉、杏仁蛋白粉等，或是最近歐美非常流行的膠原胜肽，既可修復軟骨、肌腱韌帶、補充肌肉，也可提升免疫力，是非素食者很好的選擇。

　　蛋黃內的卵磷脂可以疏通血管、修復細胞膜、滋養大腦，也可額外攝取大豆卵磷脂或向日葵卵磷脂，後者製造過程可以使用機械壓榨，是較天然的選擇。

　　膳食纖維是最沒營養、最被忽略、但卻不可或缺的營養素，可以促進

腸胃蠕動、餵養腸益菌、抓住毒素與重金屬從糞便排出等，若不能從蔬果攝取，則必須考慮額外攝取纖維粉，可預防痔瘡與大腸癌。

外食充滿地雷，吃下什麼很難掌控，所以應盡量購買優質食材，在家開伙。平時熟知各種食物的升糖指數與升糖負擔，有必要時監測餐前餐後血糖變化，要控制在40內，若能20以內更好。

除了飲食，每天也要喝足 1000–3000 毫升的潔淨好水，水量可以因人、活動量、濕度、季節而異，讓體內生化反應更順暢，也可沖刷廢物排出體外。因為有些人的感官不夠敏銳，所以不是渴了才喝水。若能喝到低電位差的抗氧化水，除了補充水分之外，還有抗氧化、抗發炎的效果。

8.腸胃最佳化

古人云：「先天命門，後天脾胃。」一個人若想健康，優良的腸胃功能有很大的貢獻。腸胃不好，吃再多食物或營養品，也是浪費！小孩不長肉，最常見的原因就是偏食或腸胃不好。

拉肚子、便秘、菌叢失衡、或抗生素、農藥、防腐劑吃太多，可補充腸益菌改善；消化不良、常常腹脹，可補充胃酸或消化酵素；蔬果攝取不足，要額外補充纖維粉或有機蔬菜粉，每日 30 克以上；肝臟疲累、膽結石、膽管發炎、大量脂肪攝取（例如生酮飲食），可補充膽鹽，幫忙分解脂肪；鵝口瘡、胃食道逆流、胃潰瘍、十二指腸潰瘍、痔瘡，可補充麩醯氨酸、去甘草甜素的甘草、苦茶油，以修復黏膜。

9.避開過敏原

有80%人口患有慢性食物過敏，在有過敏症狀者當中，更高達100%，需抽血檢測 IgG 慢性食物過敏原，進行食物挑戰與低敏飲食，才能徹底逆轉鼻敏、氣喘、異位性皮膚炎、濕疹、牛皮癬、酒糟鼻、自閉症、過動兒、類風濕性關節炎、紅斑性狼瘡、乾燥症、僵直性脊椎炎、甲狀腺亢進、第一型糖尿病等各類過敏與自體免疫疾病。

若慢性食物過敏原太多，極可能是腸漏症，需要服用麩醯氨酸三至六

個月修復腸道黏膜；克隆氏症、乳糜瀉、潰瘍性結腸炎，是比較嚴重的腸道過敏，除了避開過敏原之外，更需要抗氧化劑、麩醯氨酸、腸益菌、無麩質飲食等全方位的協助，才能徹底逆轉。

作息

1.補眠

現代人由於拚學業、拚事業、滑手機、追劇，而普遍欠了一屁股睡眠債。凡是只要白天開會、開車、上課、看電影、看電視，會打瞌睡者，表示都有睡眠不足的問題，必須要補眠。補到白天怎麼睡都睡不著，才是足夠。

正常人每天需要8小時睡眠，有人多、有人少，以「醒來精神百倍、不會打瞌睡、到傍晚精神還是很好」為準。

吃對營養品或天然藥物的時候（例如排毒配方、花旗蔘、催化牛蒡），會有頭腦空空、身體累累、有點想睡、但滿舒服的感覺，這就是瞑眩反應，表示身體開始好轉，此時要順著身體的需求去補眠，有必要的話可以把這些營養品暫時改在睡前食用。大約一週左右，瞑眩反應就會消失，這時身體已經回復到更健康的上一個階段。

2.黃金4小時

每晚11時到凌晨3時是肝臟充血、修復、排毒最旺盛的時段，也是睡眠最重要的4個小時，必須熟睡，若睡不著至少要躺平。

中醫經絡理論也認為這4小時是每日肝經和膽經運行的時段，建議可用下頁第5點強迫入眠的方式入睡。若凌晨1點睡，就是熬夜2小時，若3點睡，就是沒睡覺，醒來身體會很累。

3.熟睡5小時

腦脊髓液只有在熟睡時段才能排出廢物，清醒和淺眠都不會排毒。所

以睡幾個小時不重要，熟睡才算數。

如果熟睡不足，由於腦部廢物累積，短期會造成高血壓，長期會導致失智症。若睡眠環境容易受到聲音與光線的干擾，則要戴耳塞與眼罩。太陽一升起，光線就會刺激松果體，於是無法熟睡。若不想跟著太陽起床，則必須戴眼罩或使用100%遮光窗簾。

善用睡眠軟體或智慧型手錶來偵測睡眠，確保每晚熟睡5小時以上，依個人經驗，會大大提高免疫力與修復力，並且逆轉肝指數，好處多多。

電磁波無所不在，對敏感者也會干擾睡眠，甚至會造成容易頭暈、頭痠（是一種頭殼痠痠的感覺，就像肌肉痠、關節痠一樣，但痠的部位在頭皮，通常是疲累或身體開始要生病前的症狀。另外，高醣飲食和長時間靠近電磁波對有些人也會造成頭痠）、頭痛等問題，不可不慎。

有此困擾或隱憂者，每晚必須關閉無線分享器、手機開飛航模式或距離床頭10公尺以上，或在臥室內牆塗擦電磁波隔離漆、或戴電磁波隔離帽。有必要的話，使用高頻和低頻偵測器，測試臥室和居家常用電器的電磁波強度與安全距離。

4.睡前空腹感

睡眠時除了肝臟、大腦，其它器官最好保持在休息狀態，例如腸胃、腺體、肌肉等。成年人如果睡前有飽足感或食物囤積在腸胃過多，則會影響睡眠，通常是多夢、淺眠、亢奮，長久如此，腦力、體力、免疫力、內臟功能都會下降。空腹感不是飢餓感，是肚子空空卻不餓的感覺，有空腹感很好入睡。

晚餐的碳水化合物最容易干擾睡眠，因為會轉變成葡萄糖，在睡夢中讓大腦過於興奮，所以在三餐當中，晚餐最適合低醣飲食，若睡前肚子餓，可以酌量補充蛋白質，例如膠原胜肽。

5.強迫入眠

需要睡覺，卻無法入眠怎麼辦？用遠紅外線電暖器照射腳底的湧泉穴

（我稱之為烤湧泉），熱力會強迫身體從交感切換到副交感模式，5分鐘就會開始打哈欠、產生睡意。

泡攝氏40度的溫水也是有一樣的效果，但溫度太高或太低反而會興奮交感神經，讓精神變好；洗溫水澡、從頭頂淋浴也可以啟動副交感；看無聊的電視有類似白噪音的效果，也可以助眠。

所謂的白噪音（white noise），就是單調重複性的聲音，例如海浪聲、雨水聲、蟲鳴聲。在高速公路上開車容易打瞌睡，也是因為單調重複性的聲光刺激所致。

按摩是很好的入眠方法，又可疏通血脈經絡，針灸足三里穴也可提升副交感，但這些方法的門檻比較高，不是人人皆可享用。

6.睡前清單

很多人睡前因為情緒壓力、事業忙碌，躺下來腦子還轉不停、處在亢奮狀態，又怎麼能放鬆入睡呢？

這時可以起床，把腦中在想的事情條列式寫在白紙上，不用太仔細，寫好就回床上睡覺，不能再想，告訴自己醒來再繼續想。睡前腦袋要「關機」，唯一可以做的就是默想經文與禱告。

運動

1.均衡

運動貴在均衡，每一種運動都很重要，都有它的必要性，不可偏廢。

大病初癒或體弱多病，要做身心運動，例如伸展拉筋、自發動功、八段錦、楊氏太極；培養耐力要做有氧運動，例如健走、慢跑、長跑、爬山、游泳、打球、鋤土；想增長肌肉或提高肌力，要做肌肉訓練或重量訓練。如果抓不到竅門，建議先去健身房找教練訓練幾個月。

降血糖最有效的運動是重量訓練或高強度訓練（HIIT），血糖進入細

胞的速度可達平時的20倍之多，強效到必須減少糖尿病患的胰島素注射劑量，以免血糖過低產生休克。

用跑步來減肥是最愚昧、最沒效率的運動，減肥效果只有重訓的九分之一。而生酮飲食若執行正確（降低脂肪攝取以製造熱量赤字），可以輕鬆不運動就快速減肥。

運動前一定要伸展與暖身，避免拉損肌腱與韌帶。核心運動與全身重訓可以強化關節旁小肌群，調整與鞏固輕度的脊椎和關節錯位。若有中重度脊椎錯位，需先給有執照的整脊醫師（chiropractor）調整數週，歸位穩定後才做各種訓練。

2.足量

雖然歐美研究發現：高強度訓練每天20-40分鐘，每週五天，連續三個月就可降三高（高血糖、高血壓、高血脂），但若要提升到最佳狀態，運動還是要足量。到底需要多少運動量，則因人、依生活型態而異，運動選手、體育大學學生、現役軍人、尼安德塔人，都是運動足量的表率，可供參考。

狩獵時代的原始人，每天至少要走10公里的路，請問現代人每天走多遠？我們的基因和原始人沒有太大的差別，但飲食和運動卻有天壤之別，難道這樣不會出問題嗎？人體的設計，若要保持在最佳狀態，是需要大量運動的。我個人的體驗是每日運動4小時以上，全身氣血通暢，很多毛病會自行逆轉！

3.強度

運動強度是最容易被疏忽的，因為大多數人好逸惡勞，能坐就不站，能站就不走，能走就不跑。除非是運動員，不然大部分人運動都專挑省力的低強度運動，例如瑜伽、散步、走路、太極、甩手、拍打、跳舞，而跳繩、舉重、少林拳、tabata這類越是高強度的運動，從事的人越少。

雖然各種強度的運動都很重要，但高強度運動中的重量訓練對降血

糖、減肥的效果是最快的。

美國老年協會研究指出，即使是90歲以上的老人，在經過12週的重訓後，也可以全面改善體力，讓身體更強壯。

年輕人有本錢，可以不運動也保持健康，但50歲後每年肌肉流失可高達3％，甚至中老年人普遍罹患肌少症（sarcopenia），所以，我認為越老越需要訓練肌肉。

美國近年來開始流行老年人重訓，一位老太太Virginia Gustavsson本來要靠拐杖才能行走，而且還常跌倒，令親友很擔心。結果她從91歲開始上健身房，剛開始什麼都不能做，沒想到八個月之後，不但不用拿拐杖，而且行動自如，身上長出許多肌肉，更有活力了！

詹姆斯·歐文（James P. Owen）是一位華爾街資深投資顧問，70歲那年因體力無法負荷演講和旅行，慢性背痛發作時只能躺在地板上呻吟，於是下定決心開始鍛鍊身體。他今年80歲，身材比25歲時還健康結實，惱人的背痛也好了，還出了一本名為《只要動！》（*Just Move*）的書。

雖說老人非常需要健身，但平常不運動的人，不可貿然做太激烈的運動。尤其是年紀越大的人肌腱、韌帶、軟骨越脆弱，心肺功能也較弱，必須循序漸進，最好有治療師或教練指導。運動前必須暖身，不分年紀都要切記這一點。

4.高CP值

現代人生活忙碌，凡事講求效率。在所有運動中，投資報酬率最高的首推深蹲或平蹲。所謂平蹲，就是大腿與地面平行，膝蓋在腳尖正上方，屁股微翹，每天100下，可「分期付款」完成。

剛開始每下一秒，隨著體力增加，而逐漸增加秒數與負重。下肢的大肌肉收縮會刺激身體分泌肌肉激素與生長激素，可以逆轉老化與促進健康，好處極大，而且安全簡便。這二種抗老化荷爾蒙，有錢都買不到，但卻可藉由下肢運動而源源不絕產生。

很多人以為重訓就是要舉啞鈴練手臂，事實上，上半身的肌肉訓練對於

抗老化的幫助遠不如下半身訓練。如果你時間有限，下半身的重訓 CP 值最高，可從平蹲慢慢進展到蹲舉。

5.有興趣的運動

復健醫學的研究發現，與其叫病人做一些反覆的機械式動作，不如設計「有目的的活動」（purposeful activities），例如丟球、玩遊戲等，這樣病人可能達到二倍的運動量後，才會感覺累。

我剛到美國時，治療過「粗動作發展遲緩」或「感覺統合不佳」的學童，我都和他們玩遊戲（精心設計過），在娛樂中，他們的平衡和協調就變得越來越好。

當人在從事有目的、有興趣的活動時，我們的意念投入在活動當中，整個神經系統的促進網路（facilitary network）會被活化，所以不管是耐力、肌力、敏捷度，各方面都會表現較好。這就是為什麼三五親友一起爬山、健走、騎腳踏車、跳舞，又有樂趣又不容易累，到健身房有教練或同伴的激勵，也比較不會懶散，或是我在菜園除草、拔菜、翻土、剪樹，總覺得時間過得很快。

反之，若做自己不喜歡的運動，整個神經系統的抑制網路（inhibitory network）就被活化，會感覺時間很慢、而且整個人很容易累。

人是很奧妙的，同樣一段時間，若是快樂的時光，總過得特別快，面對不感興趣的人事物，會覺得度日如年。

6.勞逸結合

「勞逸結合」的意思是體力活動和腦力活動要適度融合在生活中，一個人才能平衡，我覺得很有道理。

研究發現，高強度運動不但對身體好，同時對頭腦也好，可以提高一個人的認知能力、短期記憶、反應力，我也深有體會。

我至今寫了十本書，前幾本書趕稿時不懂得運動，幾個月下來書稿寫完了，但身體也變差了；但後來的幾本書我卻越寫身體越好，因為我摸索

出一個方法：稿子寫一寫，就去做做運動，然後再回來寫稿，一天好幾個來回。

尤其是重訓，會讓頭腦變得更清醒、靈感更豐富，對腦力和體力同時都有很大的好處。一天下來，就根據自己的時間分配寫稿和運動，感覺日子過得很充實，也全面保持在最佳狀態。

7.足夠休息

運動的休息有兩種含義，第一種休息，是在每組訓練之間做適當休息，例如每舉 10 下啞鈴，就要休息 30 秒至 1 分鐘，讓肌肉能充血；第二種休息是，做了 7、8 組之後，實在沒力氣再舉了，就停止訓練，讓這組肌肉休息兩天，以修復受損肌纖維，並把乳酸代謝掉。

適當調整運動強度與休息時間，可以對肌肉造成不同的訓練效果。例如，如果要增強肌力，則舉某一個重量，讓該肌群做 2–6 下就沒力（最大重複次數 2–6），每組之間休息 3 分鐘；如果要讓肌肉長大，則舉某一個重量（比前述輕一點），讓該肌群做 8–12 下才沒力（最大重複次數 8–12），每組之間休息 30 秒～1 分鐘；如果要訓練耐力，則舉某一個重量（再輕一點），讓該肌群做 15 下以上才沒力（最大重複次數>15）。

不建議在身體非常疲倦時運動，因為有可能是腎上腺疲乏，建議要先補眠、補充足夠的維生素 C 與蛋白質，以提高腎上腺皮質醇庫存量。簡單點說，要睡飽才運動，如果過勞而運動，可能會傷身。

8.儀態

人體在站立和行走時，脊椎通常保持在健康的「雙 S 形」，對於承重和避震，遠比坐著時的「C 形」脊椎來得強大。但現代人大部分時間都坐在書桌、辦公桌前，或坐在駕駛座、或低頭滑手機、或坐得不夠挺直，所以普遍有頸椎、胸椎、腰椎錯位（misalignment）的情況，加上脊椎兩旁的肌肉群因缺乏鍛鍊，而無力把脊椎關節保護在正確的位置上，所以腰痠背痛、椎間盤突出、脊柱側彎的情況相當普遍。

有鑑於此，任何人從小就要注意全身的儀態，從腳底足弓、腳踝、膝蓋、髖關節、骨盆、腰椎、胸椎、頸椎，都要定期檢查是否處在正確的位置，若有錯位或痠痛，就要懂得適當熱敷按摩，找學有專精的整脊醫師（Chiropractor）或自然醫學醫師（Naturopathic Doctor）做脊椎調整（spinal adjustment），回家後每天做正確的核心肌群訓練，以加強脊椎兩旁肌肉群（paraspinal muscles）的肌肉張力，加上保持正確的坐、行、臥、立，這樣脊椎就會保持在最佳狀態。

　　雖然只有15-30%的人口患有嚴重的扁平足，但實際上有更多人是坐的時候足弓正常，但站立時足弓消失，我們可以稱之為假性扁平足，這樣的人站著很容易腰痠、走路時膝蓋呈外八形、腳程不好（路走不遠）。矯正的方法很簡單，量身定做一個鞋墊，放在鞋子裡，隨時穿著，把足弓矯正回來後，通常就搞定一切。

　　以前的我，站2個小時就腰痠背痛。在成功嶺行軍時，一般人是腳痠而已，而我是腳痛兼腰痛，要承受別人好幾倍的辛苦。

　　但自從十五年前開始穿鞋墊之後，一天站著演講10個小時也不會痠痛，走路一整天也不會累。自從四年前開始重訓之後，長年的腰椎錯位也自動歸位，不會動輒拿個重物就閃到腰，這都是我在20、30歲時，作夢都不敢奢望的。

　　有些人早上醒來身體關節痠痛或手麻腳麻，這很可能是床墊太軟、枕頭太高或太低、睡姿不良所造成，必須要找有經驗的醫師好好檢查，加以改善。

毒素

1.飲食汙染

　　日本《朝日新聞》報導，「黑心食品是道德的汙染」，因此只要有少部分人道德淪喪，黑心食品就會持續存在。

毒奶粉、毒澱粉、地溝油、餿水油、地溝油雖不再上報，但其實尚未消失；部分氫化油（反式脂肪）目前在美國已被禁止，但在亞洲卻仍普遍流通，對心血管與免疫系統的傷害很大，政府雖未禁止，我們應該自行避免購買與食用。

　　人工西藥通常有肝腎毒性，且有各式各樣的副作用與後遺症，應以毒素看待，盡量以營養素或天然藥物來取代，不得已在急重症時才使用；鋁鍋早已被證實會導致老年失智症，應全面禁用；鐵氟龍不沾鍋也被證實導致癌症，該用不鏽鋼、陶瓷不沾鍋取代；市售乾貨或中藥為了顏色鮮豔，而添加非法人工漂白劑，例如吊白塊、過氧化氫，其實合法保鮮劑，例如亞硝酸鹽、二氧化硫等，也對敏感體質者有不良影響，應盡量避開。

　　塑化劑無所不在，已被證實與癌症有因果關係，因此所有食物容器盡量避免使用塑膠、橡膠、或矽膠，而盡量使用不鏽鋼、陶瓷、玻璃；至於界面活性劑，我個人認為當今科學界還是低估它對身體的危害。

　　現代疑難雜症越來越多，尤其是癌症遍布，和塑化劑與界面活性劑氾濫有密不可分的關係。這些都是地球上原本不存在的物質，進入人體後無法被辨識，因此會產生細胞分子層面的微細干擾，長久下來導致基因損傷與突變。

　　我發現界面活性劑是消除螞蟻非常有效的天然秘方。如果家裡有螞蟻，只要把洗碗精、砂糖、水混合溶解，然後噴灑在廚房和臥室的角落，螞蟻就會消失。這是因為螞蟻喜歡吃糖，當它吃到含洗碗精的糖，就會生病或無法判斷方向。

　　你是否想過？既然洗碗精可以「消除」螞蟻，那麼如果洗碗精洗不乾淨，殘留在餐具或鍋具，被我們吃下肚，長久會對人體有什麼影響呢？我因為感官比較敏銳，偶爾會在外食或親友家中吃到白米飯有洗碗精的味道，但一般人卻完全無感。

　　不只如此，牙膏也含有界面活性劑，對健康比較講究的人，要慎選洗衣粉、洗碗精、香皂、沐浴乳、牙膏，最好使用純天然成分，讓清潔劑即使進入體內也不怕引起干擾；因為皮膚也會吸收進去，塗擦在身上的也一

定要是可食用的，就是這個道理。

2.環境汙染

海洋、河川、灌溉用水、地下水的汙染相當普遍，海產、農畜產品、飲水可能因此殘留多氯聯苯、戴奧辛、重金屬、農藥、工廠廢水等毒物，不可不慎。

在空汙嚴重的地方，連雨水都含有各種毒物汙染，例如每年東北季風會把北方的 PM2.5 吹到台灣，難怪基隆冬天雨水的 pH 值可低到 3.9，也就是俗稱的「酸雨」。

這樣含毒素的雨水落在廣大土地上，即使號稱有機種植也難保沒有汙染。美國人最常用的「草甘磷」除草劑會致癌的這個議題，目前吵得沸沸揚揚，索賠至少 13400 件，光是一對加州夫妻就獲賠 20 億。

這種除草劑在美國產品名是 Roundup，在台灣叫做「年年春」，雖然美國環保局聲稱草甘磷是安全的，但加州已將它列為已知會致癌的化學物質。到底會不會致癌、要不要使用，一般人有選擇的自由，但我認為為了健康，應以高標準看待，不要為了一時方便，而造成日後遺憾。

3.空氣汙染

空氣汙染分為室內和室外，在台灣，室外汙染比室內嚴重。在美加，室內汙染比室外嚴重。

中國霧霾不只籠罩整個華中與華南各大城市，甚至還隨著風向飄移到韓國、日本、台灣等地。台灣除了本土型空汙還要承受中國吹來的 PM2.5，導致有些地方有「癌症村」之稱，因此在工業區附近的住戶要特別注意空氣品質，不可輕忽。

在北美由於天氣寒冷，為了保暖，門窗通常緊閉，加上大量使用各式清潔劑，例如漂白水、烤箱清潔劑、廚用油煙清潔劑等，強烈的刺激性化學成分滯留在室內空氣中，會對呼吸道和免疫系統造成巨大影響，這一點卻常被疏忽。

我有一個美國華人朋友得到血癌，查不出原因，我有次到她家作客才發現，她所有衣櫃碗櫃都大量放置萘丸，而且門窗緊閉二十年，整個房子有濃濃的萘丸味，她說她不舒服的症狀一到戶外就緩解，讓我合理懷疑她的血癌就是萘丸造成。

　　我有一個長輩親戚，買了一個大衣櫃擺在臥室，大約六週之後，有一天彎腰起身，眼前一片黑，經醫院檢查發現視網膜大出血，導致一個大血塊擋住視線。我去他家一看，發現大衣櫃有很濃的甲醛味，而他卻沒察覺。高濃度暴露在甲醛下，會引起眼睛灼傷與呼吸困難；低濃度雖然沒有立即傷害，但長期暴露所產生的併發症很多，視網膜微血管破裂就是其一。

　　俗話說：「入鮑魚之肆，久而不聞其臭。」人的嗅覺是不客觀的，尤其持續在一定濃度之下，會對該氣味不靈敏，所以很多人在空汙的地方會失去警覺。

　　我特別建議居住和工作環境的空氣要保持清新，盡量不要有任何味道，包括人工香水、空氣芳香劑、有氣味的新裝潢或新傢俱、汽車和工廠廢氣等。

4.食品添加劑

　　非法食品添加劑很普遍，防不勝防。即使是合法的食品添加劑，日積月累、或同時攝入多種產生加乘作用，對身體也會造成傷害。

　　身體敏感的人，一旦吃到人工防腐劑、人工甘味劑、人工香料、人工色素，就會有不適感，比較會主動避開；但大多數人卻無感，等到體內長出囊泡、水瘤、肌瘤、脂肪瘤、惡性腫瘤後，就納悶為何會亂長東西。

　　其實事出必有因，只是它們是慢慢形成的。就像溫水煮青蛙一樣，開始無感，等到有感時已來不及。所以我相當反對使用人工食品添加劑，若要保鮮與調味，我只建議使用天然的糖、鹽、胡椒、薑黃、香草等大自然原本存在的食材。

5.電磁波

近年來，科學界已陸續證實電磁波影響人體細胞膜的鈣通道，進而影響細胞膜內的 ROS 自由基系統，導致腦細胞內的自由基偏多而容易損傷。

我二十年來有多次親身體驗，睡覺時頭靠無線分享器太近，或是手機未開飛航模式而放在枕頭旁，都引起我隔天頭暈。

二十年前電磁波實驗都說對人體無害，因為那是聚焦在熱輻射的影響（探討電磁波會提高腦細胞溫度幾度），但我認為這些實驗都是誤導。

電磁波真正對腦細胞的影響乃是非熱輻射，根據法拉第定律，磁場會對帶電粒子產生電動勢，所以會對細胞膜上的各種離子或通道產生影響。

通常體內抗氧化劑比較缺乏的人，尤其是缺乏谷胱甘肽，會對電磁波比較敏感。由於谷胱甘肽比較容易受胃酸破壞，可以選擇補充硫辛酸，間接還原谷胱甘肽，而達到保護身體的目的。

總之，對於電磁波有敏感體質的人除了使用防護裝置外，例如電磁波隔離頭套與衣物，還可以多補充抗氧化劑。

至於微波爐食品能不能吃，這問題我也有親身體驗。微波是藉由對極性分子產生振動而產熱。水分子是在食物中最普遍的極性分子，分子量很小，只有 18，但食物中蛋白質的分子量動輒幾百萬，結構非常複雜與龐大，只要一些枝微末梢處受到微波振動影響而改變鍵結角度，很有可能就無法被人體的酵素或細胞膜辨識，好比塑膠一般，難以進入正常的新陳代謝或與細胞膜上的受體結合。

這就是為何我三十年來，每次吃微波過後的便當，手肘關節就會發疼，甚至有一次在連鎖餐廳喝完一碗微波過後的酸辣湯，食指關節開始疼痛長達一年之久，我認為這是因為有些大分子營養素卡在關節所致。

所以，很多學者專家倡導微波很安全，可以用來加熱或烹飪，那是他們的自由。對於敏感體質的人而言，我的經驗告訴我，還是少碰為妙。

6.牙齒疾病

填補在蛀牙上面的「銀粉」，其實不是「銀」，而是「水銀」，也就

是眾所周知的大毒物「汞」。汞既然有毒，怎可填補在牙齒上呢？這是因為這個技術是在一百五十年前所發明，那時人類絲毫不知道重金屬對身體有任何危害。

多年來技術並未改善，但如今我們很清楚，口腔的溫度會讓微量的汞揮發成汞蒸氣，被吸入身體後，日積月累會對全身的神經系統、免疫系統、骨骼系統，產生不可忽視的傷害。

若有補銀粉（或稱汞齊）的人，身體若有任何相關症狀，應找有負壓裝置的牙醫診所，將銀粉取出，換成瓷粉。若有必要，還必須進行螯合療法，把殘留的汞盡量從身體排出來。

根管治療俗稱「抽神經」，因為蛀牙蛀到牙髓裡面，要把壞死的牙髓移除，包括抽除神經，所以就不再疼痛，並且用填充物把根管封死。密封的根管雖然未接觸空氣，一般好氧菌無法生長，但厭氧菌不需要空氣，萬一開始滋生，就可能釋放內毒素（endotoxin）到全身，引起一系列問題，最常見就是免疫系統下降。

所以根管治療最好不要做，若要做則要定期照 X 光，監測牙髓腔內是否有後續發炎。

台灣衛福部國健署調查發現，台灣人高達 90% 患有牙周病。成年人99.2% 有牙周問題，只有23.1%定期就醫保養。台灣 30 歲以下年輕人的牙周病人口比例，是歐美的十倍之多。

牙周病除了是成年人掉牙、拔牙的主因之外，牙周細菌所釋放的毒素會進入全身循環，引起心臟病、自體免疫疾病、關節炎、中風，或使失智惡化等，影響非常廣泛。

7.適當排毒

根據美國統計，市面上流通的人造化學物質高達八萬七千種之多，每天透過飲食、空氣、飲水、皮膚接觸而進入人體不計其數。這些物質是自然界原本不存在的物質，進入身體後大多需藉由肝腎將之從糞便和尿液排出，所以現代人的肝腎是人類自古以來最操勞的時候。肝病、腎病的盛行

率也因此居高不下。

　　肝臟是人體最重要的排毒器官，但卻也是最操勞的器官。蠡溝和太衝是中醫肝經非常具有代表性的穴位，但幾乎每個人的這兩個穴位都非常敏感，一壓就痛，所謂「痛則不通、通則不痛」，表示肝臟或肝經是有問題的。

　　最有效、最經濟的排毒方法就是清水斷食，通常執行三天就會有明顯的改善。其次，我在美國診所用了二十年的排毒配方也是不錯，可以長期使用，有些癌症、自體免疫疾病和肝臟疾病用了半年之後，都有很明顯的改善。此外，還有各式各樣的排毒方法，因篇幅有限，若有興趣者請參考拙作《怎麼吃，也毒不了我！》。

　　脂溶性毒素進入身體後都會囤積在脂肪組織，因此體脂肪高的人除了身體容易發炎之外（脂肪細胞會釋放發炎因子），毒素也比較多。透過生酮飲食把內臟脂肪、腰腹脂肪燃燒掉，把體脂肪降到20%以下，是一舉數得的療法，值得嘗試。

　　廣義來說，過敏原在體內也算是一種毒素。很巧的是，我的臨床經驗發現，過敏患者加用排毒配方，症狀會比只用維生素C、腸益菌、魚油消退更快，這可以從拙作《過敏，原來可以根治！》的「過敏博覽圖」中得到解釋。

8.成癮物質

• 糖

　　人最好不要上癮，因為一旦被「癮」牽著鼻子走，就成了「癮」的奴隸。多少人因為菸酒、毒品而失去健康與生命，這我就不多說了。但當今社會的「糖癮」其實更加氾濫，連嬰兒、兒童都深受其害。

　　每天給貓狗喝糖水，一個月之後，牠們就會拒喝普通水，這是一個再簡單不過的實驗，證明糖會讓動物上癮。而現代家長老師想要鼓勵小孩，就用糖果、點心、糕餅、汽水、飲料，導致大部分小孩都因此上癮。

砂糖、冰糖還不是最大的壞蛋，最糟糕的是人工果糖。現在幾乎所有甜食或飲料，都被「高果糖玉米糖漿」（high fructose corn syrup, HFCS）攻陷了，這是比酒精更傷肝的物質。我們不會讓孩子喝啤酒，卻給他們一天喝好幾罐等同於啤酒的人工果糖飲料。

　　幾乎所有食物都是吃太多會飽、會膩，然後你就不想再吃，但地球上卻有一種食物很特別，是越吃越餓、越吃越想吃，沒有飽足感，你猜是什麼？答案就是人工果糖。

　　果糖不是人體細胞的熱量來源（只有精子可使用果糖），我們身體不需要果糖，如果是少量攝取，我們會從腸道代謝，但稍微一多吃就要從肝臟以毒素的方式將它代謝掉。

　　酒喝多了會醉，讓我們無法再喝酒，這是一個天然保護機制；但很弔詭的是，果糖同樣會讓我們上癮，卻不會讓我們醉，而且越吃越好吃，我們會因此越吃越多，不能自拔。所以我常說，人工果糖是一個合法的毒品，是二十一世紀的鴉片。

　　你若要毒害一個人，就給他吃人工果糖，便宜、好吃、有效，他還會感謝你，覺得你是大好人。很諷刺的是，絕大部分家長和老師，就是這樣毒害我們的國家幼苗。

• 咖啡

　　全世界每天喝掉16億杯咖啡，咖啡到底哪裡好，值得人手一杯呢？很多人說咖啡可以提神，英國研究發現，每天喝咖啡的真正原因不是提神，而是紓緩戒毒反應。講白一點，就是你已經對咖啡上癮了，所以要喝咖啡才有精神。

　　有人說，咖啡有很多營養成分，對身體有多好多好，這一點我不否認，但熱可可的營養成分比咖啡更多，而且不會讓人上癮，你怎麼不喝呢？結論是，我會喝熱可可，但我不喝咖啡。

　　和咖啡一樣會讓人「寅吃卯糧」、又會讓人上癮的是茶葉。茶葉裡含有兒茶素、茶多酚、茶胺酸，都是對身體很好的天然植物生化素，但它因

為含有咖啡因，也被我視為違禁品。不過，雖然我不喝熱茶，但我卻愛喝冷泡茶。

茶葉在攝氏4度浸泡4~10小時（綠茶4，紅茶10），咖啡因和單寧酸不容易被水溶解出來，但那些有益身體的植物生化素卻可以大量釋出，尤其是令人放鬆的茶胺酸可提高80%，所以熱泡茶讓人失眠，冷泡茶卻讓人安眠，又不傷胃，是一種只有好處沒有壞處的茶飲。

愛喝熱茶的人，我有一個小撇步：把冷泡茶倒出，加熱之後，就變成了熱茶，但是這種熱茶不含咖啡因與單寧酸，喝了不會興奮也不傷胃。

咖啡因會刺激腎上腺皮質醇、興奮交感神經，這是它的生理作用。但現代人的腎上腺已經太過勞了，不應該再如此被鞭打，不應該借明天的體力拿來今天使用，否則日後就會腎上腺衰竭，而出現種種退化性疾病。

• 建材

裝潢建材也會上癮，這是真的嗎？2007年，我的裝潢師傅開玩笑說，「別人吸強力膠要花錢買，我都吸免費的，而且還有錢可賺。」

我小時候常看到不良少年躲在牆角偷吸強力膠，因那是最便宜的毒品，於是我問裝潢師傅：「可不可使用低VOC、低甲醛的環保建材和黏膠？因為這些化學溶劑很傷身，應該避免使用。」但他每天吸這些化學溶劑一點也不介意，說不定已上癮了。

他是一位認真負責、性情開朗、技術純熟的師傅，沒想到隔年我要再找他裝潢的時候，他已因肝癌去世。

壓力

1.基本認知

人類社會最主要的問題就是「爭主導權」，人人認為自己是對的、自己的利益最重要、自己的名聲不容貶低。為了自己，不顧社會準則甚至法

律規範，放任自己的情緒、縱容自己的欲望、保全自己的顏面、追逐自己的利益。

「爭主導權」講白就是「想當老大」，但一個團體只能有一個老大，如果大家都不服輸，那就等於一齣沒完沒了的鬧劇。為了達到「當老大」的目的，人性的黑暗面就會用中傷、攻擊、造謠、諷刺、挑撥、煽動、威脅、欺騙、偷竊、搶奪的方法，對當事人或相關人持續發動攻勢。

而受到攻擊的人，當然也不甘示弱，會嘗試回擊。若打不過，或效果不夠好，就壯大自己聲勢，或是聯合次要敵人打擊主要敵人，把事情鬧得更大；若是沒有這個能耐或勇氣，最後則選擇怨天尤人、自認為遇到的都是壞人、自己命苦、這個社會對他不公等消極思考，而自己則因此深陷苦毒之中。

如果說人性黑暗面是惡魔的戰場，那苦毒就是惡魔的圈套。苦毒是鎖住人類心靈的監獄，深陷其中的人，自己走不出來，一定要有人用鑰匙打開獄門，拉他出來，才能恢復自由之身。但鑰匙在哪呢？等一下說。

有人可能會說，我沒這麼壞吧？但事實上，這些紛爭充斥在你我周遭，或大或小，或多或少，甚至每天都在發生，自己可能也是默默深陷其中而不自知。輕則夫妻鬥嘴、小孩頂撞、朋友吵架、同事間勾心鬥角、開會爭吵不休，重則家暴情殺、虐親弒親、子女爭產、股東爭權、藍綠惡鬥、黑道仇殺、國際戰爭等。

《聖經》說：「哪裡有嫉妒與紛爭，哪裡就有各樣的壞事。」所以，世上絕大部分問題的根源，就是嫉妒與紛爭。大家都認為自己是對的、自己是最重要的、自己是受委屈的，但殊不知，對方也是如此認為啊！每一個上法院的人，都認為自己是對的，不然怎會打官司？

那麼，到底誰才是對的呢？《聖經》說「申冤在神、審判在神」，意思是只有上帝才能客觀審判，大家都不要爭，有更好的方式可解決（等一下再說）。

「愚妄人所行的，在自己眼中看為正直……唯耶和華鑒察人心。」《聖經》講得很清楚，凡是老認為自己是對的，而不顧一切去爭吵搶奪的

人是愚妄的。那麼，智慧人會怎麼做呢？等一下再說。

　　很多人對家人言語態度不佳，但對外人卻很客氣、很友善，例如朋友或鄰居一句話就立馬幫忙，而家人的需要卻視若無睹，甚至會做出傷害家人的事。這是因為在家裡累積了很多「怨氣」，沒有解決，看到就煩、看到就一肚子氣、甩也甩不掉，所以沒給對方好臉色看，老是惡言相向，而朋友或鄰居卻對自己不吝於稱讚與鼓勵，所以就胳臂往外彎。

　　長遠來看，家人應該是最親近的、是跟你朝夕相處的、是陪你走最長久的，若是一輩子都花在悶氣或吵鬧中度過，這實在是最大的不智之舉！一輩子就這樣過，多麼不划算啊！

　　所謂的怨氣，可能來自於看不順眼對方的缺點、講又講不聽、還敢跟我頂嘴、累積一堆沒有化解的爭吵，或是事實真相並非如此，只是自己的誤解或想像，或是累積了多年的傷害尚未原諒與放下，諸多種種又怎能不生氣呢？這讓我細細說來。

　　如果你拿一根竹竿要過城門，橫拿過不了，你會怎麼做呢？答案當然是要換不同角度，直拿試試看，也許就過了。你難道會一次、十次、一萬次、一百萬次，都堅持橫拿竹竿過城門嗎？應該沒人這麼傻，但現實生活中，很多人卻和家人爭吵一輩子，不願意試試看其他或許更有效的方法可以溝通和相處。

　　相較於種族之間的仇視、政治意識的對立，其實家庭內部的紛爭是比較容易解決的，因為當初兩人願意結婚，總有喜歡對方之處。但可惜的是，大部分人結婚前都是睜一隻眼閉一隻眼，只看優點不看缺點，結婚後開始睜開大眼，雞蛋裡挑骨頭，只看缺點不看優點。

　　這種婚姻生活就是自討苦吃，哪有人是十全十美的？這樣的婚姻，越走越苦，是自己跟自己過不去。正確的方式，應該是「婚前睜大眼，婚後瞇瞇眼」，這樣才會倒吃甘蔗，越來越甜蜜。怎麼做呢？我還是引用《聖經》原則。

　　有人會說，「我的小孩就是不聽話，氣死我了！」我前面說過，愚昧的人總認為自己是對的。你有沒有想過，小孩不聽話其實是自己的愚昧造

成的呢？父母親管教子女是天經地義的，是理所當然的，但子女是否願意接受，那就要看他們是否感受到你的關愛了。

首先，上對下要充滿愛，下對上才會尊敬，這有先後順序的，不可顛倒。內心尊敬，才會真正順服，否則表面順服也是沒用。

很多父母標榜「愛之深，責之切」，但小孩卻越來越頑劣，這是為什麼？大部分父母親的出發點是好的，是為了愛護小孩的，但父母的責備與打罵，卻讓小孩感受到貶損與傷害。

有些父母因為傳統文化或個性使然，對小孩寡於稱讚，卻一味指責，這樣一來，自尊心高、挫折忍受力低、比較不會「想」的子女，就會受不了，為了保護自尊與顏面，就開始反擊，然後就是一堆所謂青春期叛逆的行為。

子女叛逆，通常是父母親造成的。更不要說有些父母親的立場也並非完全正確，有些小孩比父母見解更透徹也並非不可能。所以父母親不能自以為是，也要謙卑尋求智慧，虛心成長。

有些父母在婚姻或事業上不順心，動輒拿小孩出氣。小孩是很靈敏的，他唯一能做的，就是「人在屋簷下，不得不低頭」，等到他哪一天翅膀硬了，就逃之夭夭。我在美國就遇到有ABC（American Born Chinese，就是華人第二代）成年後就到外州工作，五年內回家不到一次，就是這個原因。

小孩是一張白紙，他要變成什麼樣，90%是父母造成。有些小孩很貼心懂事，生出這種小孩的父母真是很有福氣，輕輕鬆鬆小孩就長大成材；但有些小孩「天生頑劣」，需要父母大量的愛心與教導，才能導入正軌。所以孔子說要因材施教，生了頑劣之子，養育起來雖然很累，但其實也不是壞事，因為父母可從管教過程中成長很多。

若站在子女的立場，身為子女的我們就必須知道，別人認為我頑劣，可能就是我有「想當老大」的心態在作祟。

不想受父母管教、不想受師長約束，不想好好讀書、不想好好工作，不想受老掉牙的教條限制，只想做自己喜歡做的事，如果有人想管我、想壓

我，不順我的意，我就給他好看！有這樣心態的青少年，很容易被幫派黑道吸引，因為黑道份子可以殺人放火，逞兇鬥狠，為所欲為。黑道老大趁機攏絡他們，利用這些小嘍囉去做壞事。這樣的人即使沒進幫派，也很容易知法犯法，詐欺、偷竊、搶劫，甚至殺人放火都做得出來，因為他們自認為是社會上的老大，想怎麼幹就怎麼幹，所有行為都自認為理所當然！

其實有「想當老大」的心態也未必是不好的事，因為一個團體總是要有一位老大。

家要有家長、公司要有老闆、國要有總統。即使是民主國家，一個國家的重要決策，還是要總統簽名或蓋章才算數。所以想當老大並不是壞事，而且還是必要的事，因為一半以上的人口都會當上家長、主管、老闆、政府機關首長。也就是說，大部分人需要學習怎樣當老大。

但有一件事我們要切記，一個團體只能有一個老大，若有兩個老大，那就亂了套。韓國前總統朴槿惠的閨蜜為何要被判十年徒刑？因為這個國家的決策者到底是朴總統還是她的閨蜜呢？

老大是要負責任的，若做得不好，則必須付出相對的代價。這就是政府部門若出了包，行政長官要下台的原因。簍子並不是他捅的，但他負有督導之責。

在一個家庭中，老大就是家長，通常是父親。如果把父親比喻成總經理，那麼母親就是副總。未成年子女則是部門主管或基層員工。

父母親對子女，有供應、保護、指引的責任；子女對父母，則要順服（也就是中華文化一直強調的孝順）。除非父母親有違背倫理或犯法行為（若與之溝通無效，可請求兒童保護機構協助），不然的話，子女應該盡量順從父母，彼此平時也要多溝通。

而父母則要反求諸己，看看自己對上是否順從父母與首長，對下是否「用愛心說誠實話」，是根據聖賢之書或《聖經》原則來教導子女，還是根據自己的私利與喜怒哀樂。

「想當老大」，常常是驅動未來領導者的內心動力來源，但需要正確指引。若父母管教得當，讓子女學會尊重上司、遵守法律、養成守紀律與

負責任的習慣，那麼子女很有可能會成為社會上各種團體的優秀領導者，反之則會養虎為患。所以說，要成為一個卓越領導者，首先要學會謙卑與順服。沒有謙卑與順服，自以為可以隻手遮天，那麼能力越大、位階越高，就會犯下滔天大罪，例如希特勒、秦始皇雖然是能力極強的領導者，但對他人的傷害卻極大。

以上所說，看似只限於親子的關係，其實也完全適用於夫妻之間、公司架構、軍隊國家等所有團隊。

總之，個人的蒙福，靠謙卑；團隊的蒙福，靠合一。但「謙卑」與「合一」，看起來簡單，做起來卻不簡單，因為在很多的場合，人性所呈現出來的，不是謙卑與合一，而是驕傲與紛爭。

只有認清到這個層面，我們才知道自己的軟弱。我們每天發牢騷、找人訴苦、發洩不滿、傷心難過、怨天尤人、自怨自艾、緊張恐懼、斤斤計較、懷恨報復，這些都是在放任自己的情緒，所以《聖經》上說「愚昧人顯露心意，智慧人忍辱藏羞」。

有人會說，「我就是控制不了自己情緒啊！」沒錯，《聖經》上說「立志行善由得我，行出來卻由不得我。」

我們需要認清自己的無能與無助，願意請上帝幫忙，住到我們內心，有空多看看《聖經》，遇到困難到底該怎麼做。

《聖經》上說「制服己心，強如取城。」意思是，克服自己的情緒與欲望，真的很不容易，比攻下一座城堡還困難，但這卻是我們一輩子所要努力的目標。也就是說，我們在日常生活中，要時刻反省，自己是做「想要」做的事，還是做「需要」做的事。

遇到事情難過有用嗎？生氣有用嗎？通常不但沒用，事情還會耽擱延誤或越來越糟。我們該做的是安靜、感恩、謙卑、順服，運用智慧，去做該做的事情，而不該花太多時間與精力在發洩情緒。

接受上帝，讓祂住在心裡，就像一顆種子埋在土裡，每天灌溉。慢慢從《聖經》的話語中得到養分滋潤，我們就會慢慢長出聖靈的果子，就是仁愛，喜樂、平安、忍耐、恩慈、良善、信實、溫柔和節制。這就是人性

的光明面，是我們一輩子追求的目標。

　　人是軟弱的，只有來自上帝的力量，我們才能勇敢，不斷提升我們的品格。

　　若身陷苦毒中，自己是幫不了自己的，需要有人拉你一把。

　　《聖經》的原則，就是那一把鑰匙，它是自我效能化的最佳工具。

　　藉由不斷讀經、默想、禱告，人生充滿希望、生命充滿美好。

2. 壓力檢測

　　人在興奮、熬夜、擔心、恐懼、生氣等情緒之下，會分泌大量腎上腺皮質醇、神經系統也會處在交感神經亢奮狀態，短期內會造成身體傷害，長期則會造成腎上腺衰竭，而造成免疫系統下降（容易發炎、容易感冒、過敏惡化、癌症）、結締組織脆弱（黏膜變薄、黏膜出血、血管破裂）、血糖失控等。

　　有很多方法可以檢測腎上腺功能是否處在疲乏或衰竭的狀態，例如從唾液中測腎上腺皮質醇的濃度、在黑暗中用光照瞳孔是否會有縮放反應、用血壓計測量平躺與坐立的血壓差異、自律神經功能檢測等。

3. 紓壓方法

　　長期處在壓力之下對身體的傷害極大，我們必須時時警覺，一旦發覺處在壓力之下，盡量用各種適合自己的方式把壓力舒緩，例如讀經、禱告、默想、呼求、唱歌、自發動功、八段錦、太極拳、有氧運動、腦波訓練、提升副交感（烤湧泉、泡腳、洗溫水澡、泡溫泉、按摩、針灸）、舒壓草藥（CBD、纈草、德國洋甘菊）、特殊營養素（色氨酸、茶胺酸）、芳香療法（薰衣草精油、玫瑰精油）、從事各種優良嗜好等，例如種菜、慢跑、爬山、游泳、書法、畫圖、陶藝、聽音樂、演奏樂器等。

4. 支持系統

　　人生在世，總會遇到各式各樣的壓力與難關。我們必須要在周遭有支持系統（support system），讓你不管遇到什麼困難，都有一個可以傾訴的對象，就好像每天可把家中的垃圾往外倒一樣。

　　這個對象可以是配偶、父母、小孩、好友、教友，也可以是活生生的寵物（貓、狗、小鳥）。這個傾訴的對象必須無條件接受你、支持你、願意給你傾倒垃圾，但不會給你臉色看、不會嫌棄你、也不會落井下石。

　　他不必給你意見，因為他的意見未必中肯、未必適合你。經濟若許可，可以尋找專業心理師做諮詢服務，但立場客觀、有建設性的諮詢師可遇不可求。

5. 心靈洗滌

　　如果每週能有一處可以洗滌心靈的地方，就能紓解這週以來的壓力，那是一件非常幸福的事。感謝上帝，讓我從 20 多歲開始，就發現每週五的查經、週日的教會崇拜，是我每週最放鬆、最愉悅、心靈深處得到洗滌的機會，並且能重新得到力量，準備迎接新的一週。

　　唱一些積極、樂觀的歌曲，也是有正面的效果。不建議長期唱哀傷、悲觀的歌曲。看喜劇片、看滑稽影片，可以讓自己開懷大笑，也是有不錯的效果。

6. 回到高處

　　如果我們不執著於自己的想法，而能站在父母、老闆、警長、總統的立場來看待事情，我們就不會叛逆、偷懶、違法、暴動。

　　人的問題，常常是糾結在自己的利益與情緒上而不能跳脫開來，我們必須重新回到掌權者的角度，將心比心。試想父母把小孩生下來，是希望他們長大後頂撞父母、兄弟鬩牆的嗎？老闆僱用員工，是希望他們偷雞摸狗或勾心鬥角嗎？警察是故意要找老百姓麻煩，還是希望大家生命財產安全得到保障的呢？總統是不是希望政府有效率、民眾能團結、大家共同促

進國家的繁榮富強與人民的幸福安康呢？

　　如果人類是上帝創造的，祂是希望人類吵吵鬧鬧、打打殺殺、把動物趕盡殺絕、把地球汙染破壞掉嗎？如果我們能回到高處看待一切事物，我們就會開始學會感恩、謙卑與順服。

7. 紀律責任

　　父母親最重要的任務，除了要養育與愛護子女之外，就是要從小教育他們養成「遵守紀律」與「有責任感」的生活態度。這不但是替國家社會培養奉公守法的好公民，更是保障子女一輩子能順利平安的基本法則。如果溺愛、放縱、誤導，則會讓子女長大之後，才開始接受社會的管教或制裁，如此將帶來困難重重、顛顛簸簸的一生。

8. 不要期望

　　不要對任何人、任何事，有不切實際的期望。期望越大、失望越大。

　　憂鬱症最主要的成因，除了生理上通常是飲食中缺乏足量優質蛋白質，導致腦中血清素缺乏之外，最主要的心理因素是期望與現實差距太大，導致內心無法調適而發病。

　　生氣是沒有必要的，我的臨床觀察和科學研究都發現，帕金森氏症通常發生在脾氣比較暴躁的人身上。我們無法改變任何人，只能改變自己，如果有機會的話，就影響別人。如果配偶、子女、同事、朋友、鄰居，因為自己而變好，我們就該心存感恩，因為這都是額外加給我們的。

9. 正確溝通

　　大部分人的溝通技巧有待改善。遇到任何問題，我們必須以解決問題為前提，找當事人心平氣和溝通。用愛心說誠實話，只講客觀事實，不發洩情緒，必須讓對方感受到我的溝通出自於愛心，避免有任何中傷、抱怨、嘲諷、挑撥、威脅的言語與行為。

　　如果初步溝通無效，則進一步尋找第三者來做調停與仲裁，例如立

場客觀的長輩、長官、調解員、法官等。若調解無效，則只好隔離。《聖經》中的褻慢人是無法溝通的，假冒偽善的人、反覆無常的人，也是不值得浪費時間與之溝通的。

10. 遵守規則

如果沒有搞清楚交通規則，就開車上路，實在非常危險。人生在世也是如此，我們在社會架構中，必須搞清楚「上下左右」的關係，也就是中華文化所說的「君君、臣臣、父父、子子」的倫常關係。

如果「父慈子孝、兄友弟恭」，那麼這個社會就是安詳和樂的，若是大家不遵守家庭倫理、社會規範。讓人性黑暗面去鬥爭、分化、搶奪，那就是無止盡的紛亂。

11. 知足放下

俗話說「知足常樂」，心胸有多大，舞台就有多大。人生苦短，再怎樣輝煌騰達、榮華富貴、聰明絕世、美貌過人、學富五車，到最後還是黃土一堆。赤手來，空手去，人生的目的到底為何？今天的斤斤計較，在百年之後，到底有何意義？懂得放下，才會輕省。

塞翁失馬，焉知非福？人的智慧永遠比不過上帝的智慧。隨時警惕自己，不可爭競攀比，嚴禁幸災樂禍與報復心態。

12. 自我效能

隨時保持警惕，反省自己是否經常抱怨、責怪他人、自憐自艾、怨天尤人、自暴自棄、灰心喪志？還是充滿希望、檢討改進、往目標前進？是否善用資源，是否在有需要的時候積極尋求協助？認清苦毒是惡魔把人困在監獄裡，需要有人拉你一把，最好的鑰匙就是《聖經》原則。

13. 忍辱負重

生氣無用、難過無用、發洩情緒無用。《聖經》說「智慧人忍辱藏

差」，我們要學會忍辱負重、心平氣和，運用智慧與勇氣來面對問題。我們要發現問題、承認問題、解決問題、避免衍生問題。

14. 需要想要

隨時檢討自己，每天所有言行中，多少是「需要」做的，多少是「想要」做的？我們是不是能從心所欲不越矩？還是老喜歡吃不該吃的、做不該做、說不該說的，縱容自己的情緒與欲望？

15. 保養大腦

若自己有任何情緒、思考、認知的困擾，首先應該用 SPECT 檢測大腦的狀態，看是否有任何器質上萎縮。若有的話，開始注重睡眠（黃金 4 小時、熟睡 5 小時、適度補眠），進行補腦飲食（多吃好油、生酮飲食、卵磷脂、維生素 B 群、避免血糖擺盪）、減少腎上腺皮質醇大量分泌、啟動 ECS（CBD）。

16. 心靈清單

平時養成詳列工作清單的習慣，把手邊待完成事項，依「正在做、應該做、想要做」列出清單並排序，並註明哪些可交託給旁人代辦。若不易入睡，則必須列睡前清單。

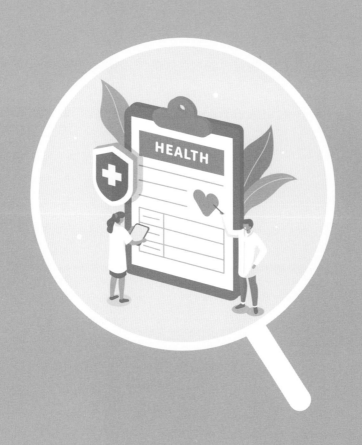

第三章

死亡荷爾蒙

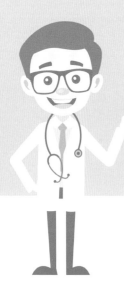

　　我在《做對3件事，年輕20歲》書中開始提及「死亡荷爾蒙」，也就是「腎上腺皮質醇」，警告它對人體會造成多大的危害，並告訴大家怎麼放鬆。

　　但死亡荷爾蒙對很多現代人而言，彷彿是一匹脫韁野馬，一旦分泌，就難以停下。

　　我看診近二十年來發現，大部分病人之所以生病，都跟「死亡荷爾蒙」失控有關。所以我覺得有必要把它講得更清楚一點，而且要拿出重兵器，來解決這嚴重的健康問題。

修復模式V.S.破壞模式

　　人體有兩種運作模式，一是修復模式，一是破壞模式。當你聽著喜愛的輕音樂、跟家人享受燭光晚餐、在冰天雪地泡著熱呼呼的溫泉、全身覆蓋在乾爽舒適的羽毛被下熟睡時，你的神經系統是副交感主導，腦波是阿爾法波主導，你的身體是在「修復模式」。讓身體常常處在這模式，可以「有病治病，無病強身」。

反之，當你在熬夜啃書、與人吵架、上台做簡報、趕高鐵、與敵人廝殺、地震海嘯來襲、遇到老虎時，你會切換到「破壞模式」，或稱為「存活模式」。此時，你的心跳加快、血糖升高、肌肉力氣變大，為了趕快解決眼前的緊急狀況，你顧不了分泌太多腎上腺皮質醇會讓免疫系統下降、腸胃停擺、甚至破壞身體組織。

修復模式	破壞模式
放鬆腦波	緊張腦波
副交感神經主導	交感神經主導
熟睡、吃飯、排便	上台、趕飛機、吵架
重量訓練	劇烈運動
血糖儲存	血糖釋放
免疫力上升	免疫力下降
腸胃健全	腸胃衰退
組織修補	組織破壞

　　在遠古時代，原始人偶爾才遇到一次老虎，但現代人生活卻到處都有「小老虎」，例如小孩叛逆、跟配偶吵架、照顧年邁雙親、同事勾心鬥角、老闆給業績壓力、睡前看政論節目、薪水不夠花、擔心新冠病毒等。現代人的壓力大，常常處在破壞模式，因此身體容易生病。

長壽村居民為何健康長壽？

　　你知道世界上有長壽村嗎？例如廣西巴馬，百歲老人很多，除了生活自理，還可以擔柴務農。論醫學知識、醫院設備、醫生水準、食品衛生、農業科技、消費能力，長壽村民都遠不如都市人，但他們卻比都市人更健康、更長壽，這是為什麼呢？

醫療系統發達並不能保證居民更健康，消費能力再怎樣強，也買不到健康。我個人認為，長壽村民的壓力遠低於都市人，或說他們處在修復模式的時間遠多於破壞模式，這是一個重要的因素，讓他們可保持身體在最佳狀態，不容易損壞，一直享用到天年。

 陳博士聊天室

接下來來講幾個發生在我周遭的真實故事，讓我們看看壓力大的時候，身體會有什麼變化。

● 機上急救老先生

有一次我從西雅圖搭飛機回台灣，飛機升空沒多久，空服員就廣播詢問機上有沒有醫生，我就義不容辭去幫忙。

原來是有位老先生在廁所裡昏倒了，空服員趕緊把他搬到平坦處，我為他蓋上被子，檢查心跳、血壓、脈象，按壓一些穴位，甦醒之後，我交代老太太在旁照顧。

老太太說她先生連續好幾天忙碌打包行李、打掃房子，也都沒睡好，剛趕上飛機，才去上個廁所就昏倒了。

● 運動大會昏倒

國二的時候，爸媽當里長，身為里長兒子的我沒有選擇餘地，當然要去參加市民運動大會。結果在開幕典禮主席致辭時，我突然眼前一片黑，再醒來時已躺在地上，周圍一堆人圍著我看。

「怎麼了？」「有沒有怎樣？」運動場上，大家朝氣蓬勃，一個比一個有活力，我卻在眾目睽睽之下昏倒了，爸媽覺得很難看，我也覺得丟臉。

怎麼會這樣？其實我從小五開始有鼻子過敏的毛病，看遍各種醫

生都無效，後來吃類固醇吃到變月亮臉，進入國中演變成氣喘。別人深夜在呼呼大睡的時候，我通常是躺在床上無法呼吸，因為氣喘一旦發作，要到清晨五點才能入睡（此時腎上腺皮質醇大量分泌，壓抑過敏症狀），但六點半就要起床準備上學。

我的國中生涯除了功課壓力大、少一分打一下（體罰）之外，還嚴重睡眠不足，現在回想起來真是慘不忍睹。這樣虛弱的身體隨時搖搖欲墜，某一個週末起個大早，穿著緊身的運動服頂著太陽，聽著無聊的致詞，沒多久就不支倒地了。

● 聯考時狂拉肚子

高中聯考前一晚，雖然慶幸我沒有氣喘發作，但我躺在床上怎樣都睡不著。那時家裡還沒裝冷氣，爸爸看我睡不著，就拿扇子一直對我搧，搧到清晨四點多，我才彷彿睡著。

隔天到考場，我緊張到頻拉肚子。每考完一科，我就急著往廁所衝。考兩天就拉兩天，說也奇怪，聯考結束我就不拉了。

● 出國旅遊後得糖尿病

也是在國二時，家裡漸漸小康，爸媽開始有機會出國旅遊。爸爸的個性比較完美主義，工作起來會廢寢忘食，為了要出國連續好幾天趕工，非常辛苦。

好不容易趕完出國玩幾天，回台後我卻發現廁所馬桶上怎麼爬滿螞蟻？結果檢查發現，爸爸得了糖尿病，血糖280，那一年，他才39歲！

● 長輩旅遊回台腦中風

親戚有一位60多歲的長輩，也是去出國回來後就腦中風，還得到失語症，不但半身不遂，生活不能自理，還無法表達，真是替他感到難受，就這樣臥床兩年後去世。

為什麼會中風？他因為年輕時在果菜市場工作，每天清晨兩點就要起床，退休後他繼續保有這個習慣，每天凌晨兩點起床後開始整理家務、隨即出門運動、天亮買菜煮早餐。

結果第一次出國旅遊，每天趕場到半夜才進旅館睡覺，所以他每天只睡2、3個小時，整個旅遊既操勞又沒睡好，連續五天都靠腎上腺皮質醇在硬撐，回台後就腦血管破裂。

● 睡不著的拚命三郎

內人也是屬於拚命三郎的個性，尤其每次出國前，她一定熬夜打包。她常說她一旦忙起來就很嗨，雖然很累卻睡不著，很痛苦。

有一次內人跟我去上海，出發前連續幾天很興奮，忙得不得了，也是只睡2、3個小時。結果到了上海就生病了，躺在旅館裡什麼也做不了，站都站不起來，要兩人攙扶才能上出租車到機場。

● 健康達人癌症反覆發作

國外有一位很紅的健康達人，多次把自己的癌症治好，連續幾年我都受邀和他同台演講。在舞台上他老說冷氣太強，可是連怕冷的我都覺得冷氣剛好啊！

他做事也是完美主義，為了推廣健康，他每天睡眠很少，清晨五點半就起床帶學員跳健康操。他雖然飲食健康、規律運動，把癌症緩解，但卻因為太操勞，自我要求太高，癌症就反覆發作。

● 老人家被騙後失智死亡

我有一位親戚長輩，一輩子生活在農村，勤儉樸實，身體向來健康，到了90多歲還無病無痛，令人稱羨。有一天他被金光黨騙了一筆錢，數目雖然不多，但卻是他畢生積蓄，自從那一天起，他整個人就患得患失、常常語無倫次，不到一年就去世了。

● 現代社會過勞死頻傳

每隔一陣子就會傳出過勞死事件的新聞。幾年前，一位30歲竹科工程師被發現猝死在電腦桌前，電腦螢幕畫面還停留在「過勞死」的搜尋頁面，顯然去世前他已察覺自己不對勁了，但為時已晚。

一位知名藝人在拍攝真人實境秀節目時，因太過於敬業，連續拍片17個小時後，在奔跑時突然放慢步伐，喊了一聲「我不行了」後暈倒、心臟驟停，雖施以心肺復甦15分鐘後一度恢復心跳，但進醫院搶救3小時還是不治，享年35歲，令眾多粉絲傷心惋惜。

● 會計學博士自體免疫急轉直下

診所有一天，來了一位嚴重紅斑性狼瘡的病人。她才30歲不到，病情就急轉直下。我看這病也惡化也太快了，就問她做什麼工作？原來她是會計學博士，才20出頭就拿到博士，已在大學教書，而且會計的內容都是錙銖必較，精細繁瑣，加上她做事態度積極奮發，沒有一刻放鬆，難怪身體撐不下去。

我在診所常問這一類病人，你可不可以放空一切，就呆呆坐著，腦筋什麼也不想？她的回答和很多這類操勞型的人一樣：沒辦法！一秒鐘都做不到。

● 最年輕的國中校長

有一位病人找我看類風濕性關節炎，她說她是有史以來最年輕的國中校長，言下之意很得意自己的成就，但她說已經走投無路了，手指關節已扭曲變形到無法拿筆，不能拿筆寫字怎麼當校長呢？她說，吃西藥類固醇，也都不能阻止關節變形，請我一定要把她的關節治好，她說她才42歲啊！在我眼前的，又是一位拚命三郎！

● 忘年之交動脈瘤破裂

一位70多歲的忘年之交，小時孤苦在菜市場撿剩菜維生，長大後

發奮圖強靠研發和銷售賺了大錢，年紀大了把公司賣給股東，但每天還是閒不下來。

有天深夜，他回家時把一份重要文件留在計程車上，趕緊到警局報案並到處調閱監視器，在清晨終於找回合約時卻突然腦動脈瘤破裂，昏迷倒地，在醫院不省人事兩週。

出院後，他藥物成癮、不吃不行，卻導致失眠跟恐慌症，一天發作18次，他說發作時比死掉還痛苦，不知如何是好。

鐵齒不信宗教的他，有一天打電話告訴我他信上帝了，原來他只要去教會，弟兄姊妹圍起來為他禱告，他的恐慌就會消失一陣子，但還是沒根治。一年之後，我研發了CBD療法，給他嘗試，不到兩個月，終於把恐慌症和罹患十幾年的舞台恐懼症徹底消除，現在過得比以前更康健舒坦。

藉由自然醫學，人可以快速離開破壞模式

想必讀者身邊也有很多類似案例，說不定你自己就是。在升學主義掛帥、人人力爭上游的華人社會，我們從小就承受比歐美人更大的壓力。這樣的優點造就出許多優秀的人才，不管走到世界哪個角落，只要勤奮，華人總是混得不錯。但缺點是，如果在奮鬥過程中生病了呢？甚至一病不起了呢？這樣值得嗎？我們到底該如何取捨與調適？

一個人如果無精打采或哈欠連連，他可以靠一杯咖啡提振精神，繼續挑燈夜戰。同樣的，如果一個人神經繃得很緊、或是亢奮到睡不著覺，有沒有什麼方法讓他立即放鬆、馬上進入修復模式呢？

本章就是要從自然醫學角度揭露各種強效舒壓、強迫入眠、快速提升副交感神經、立即活化ECS的方法。

如果時間可倒轉，我會在聯考前夕、旅遊前幾天、工作壓力大、半夜做惡夢等「身不由己」的場合運用這些方法，把自己從懸崖邊緣拉回來，離

開破壞模式，讓身體處在平衡狀態，可以免除很多不必要的困擾與傷害。

什麼是壓力？

到底什麼是壓力？廣義的壓力（stress）可分為心理壓力和生理壓力，兩者都會啟動身體的破壞模式。

在現代社會中，適度的心理壓力可以激發一個人心靈成長、向上提升，但過度的壓力卻可能導致反效果，造成憤怒、憂愁、焦慮、沮喪、恐懼、無助。壓力若持續一段時間，沒有適當紓解，就會干擾免疫系統、造成過敏或氣喘、自體免疫疾病、罹患癌症、慢性疲勞、甲狀腺亢進、血管脆弱、黏膜變薄破損、腸胃吸收障礙、罹患糖尿病、腦溢血、心肌梗塞、骨質疏鬆、大腦損傷、甚至昏厥暴斃等。

另一方面，諸如慢性疼痛、創傷、燒燙傷、睡眠剝奪、過度運動、自體免疫疾病、病菌感染、各種發炎疾病甚至牙周病，這些對生理運作而言，也是一種壓力源。

暴露在有毒化學環境、噪音、氣溫過高或過低、日夜規律不正常，也會刺激腎上腺皮質醇大量分泌，導致身體處在破壞模式，讓疾病雪上加霜，難以復原。

首先，我們要認識腎上腺這個極為重要的腺體。它位於腎臟的上方，故名「腎上」腺。左右兩個腎上腺加起來也不過10克重，但它卻會分泌很多重要的荷爾蒙，其中「腎上腺素」（epinephrine）和「腎上腺皮質醇」（cortisol）是我們這一章談論的重點。

這兩者都是「應急荷爾蒙」，前者是針對短期壓力而分泌，後者是針對長期壓力。看到老虎來了，拔腿快跑！大地震來了，趕快往外衝！發生火災，趕快滅火！高鐵快開了，我還沒到車站！這些緊急狀況都會刺激我們會大量分泌「腎上腺素」。

大學生為了期末考，連續一個禮拜熬夜K書；或是準備大學聯考，考前三個月總複習；上班族為了趕報告，日夜加班；選舉到了，候選人到處拜

票，喊得喉嚨嘶啞；照顧年邁的失智症父母，搞得自己日漸憔悴。這些持續幾天到幾個月的長期壓力，會不斷刺激我們大量分泌「腎上腺皮質醇」。

短期分泌腎上腺皮質醇雖然會讓我們力氣變大、反應力變快、專注力集中、血糖升高等，但同時也會損傷我們的身體，例如腸胃道功能停擺（拉肚子、便秘、消化不良、肚子痛）、黏膜受損（胃潰瘍、十二指腸潰瘍）、免疫力失衡（過敏、感冒、容易發炎）。

如果長期分泌，就會加速很多退化性疾病的產生，而加速死亡。過勞死就是最典型的案例，由於死亡荷爾蒙分泌太多，以至於年紀輕輕就心臟病發作而暴斃。而通常年紀越大，自行調降腎上腺皮質醇的彈性就越差，所以更需要懂得怎麼懸崖勒馬。

腎上腺素的作用

範圍	作用	備註
改變新陳代謝	促進糖質新生 促進肝醣合成 促進蛋白質分解 促進脂肪分解 升高食欲 促進胰島素阻抗 促進骨質分解	用以維持血糖 用以維持葡萄糖庫存量 所以可能會流失肌肉 所以可以減肥 所以胃口大開，吃得多 所以誘導糖尿病的形成 所以骨質流失
壓抑免疫系統 （非常複雜）	增加顆粒性白血球（整體白血球總量是增加的） 減少淋巴球、嗜酸性白血球、單核球 增加紅血球、血小板 壓抑 T 細胞、B 細胞的反應 壓抑細胞激素合成和分泌（例如 IL-1、IL-2、IL-6、TNF、COX-2）	黏膜容易潰瘍 減少過敏 抗病毒能力減弱，所以容易感冒 所以壓抑發炎反應

抑制傷口癒合	抑制傷口癒合	傷口癒合較慢
活化腎上腺素的受體	增強腎上腺素的敏感度	升高血壓
輕微抗利尿激素作用	升高血壓、排出鉀	升高血壓、稍微水腫

腎上腺皮質醇的作用

部位	作用	備註
血管 （皮膚和腸胃黏膜）	血管收縮	所以手腳冰冷、腸胃吸收功能減弱
血管 （冠狀動脈和骨骼肌）	血管擴張	所以心臟和肌肉的供血較足，力氣較大
消化道、膀胱	括約肌收縮、減少其他肌肉收縮	食道緊縮、憋尿，但腸胃蠕動變慢
白色脂肪組織	抑制脂肪分解（α2 受體）或促進脂肪分解（β2 受體）	變胖或變瘦
棕色脂肪組織	促進脂肪分解	棕色脂肪是比較好的脂肪
胰臟	抑制胰島素分泌（α2 受體）或促進胰島素分泌（β2 受體）	低血糖或高血糖
心臟	心跳加快、增加收縮力、增加傳導力	以提供細胞更多能量
腎臟	增加腎素分泌	升高血壓
氣管	支氣管擴張	所以可以吸進更多空氣
肝臟、骨骼肌	肝醣分解	肝醣分解成血糖，以應付緊急事件
子宮	安胎	保護胎兒

面對壓力，腎上腺反應有四個階段

身體面對壓力時，腎上腺的反應比較複雜，簡單來說有四個階段，依次為正常期（adrenal homeostatis）、警覺期（adrenal alarm）、亢奮期（adrenal resistance），最後是疲乏期（adrenal exhaustion）。

第一階段：腎上腺正常期

此時腎上腺處在平衡狀態，又稱「適應不良壓力症候群零期」（MSS-0）。此時遇到壓力，身體雖分泌腎上腺皮質醇，但自己懂得怎麼調適，該升就升，該降就降，交感神經和副交感神經也是自由靈活升降。

例如下班回到家懶洋洋、看看電視、聽聽音樂、發呆睡覺，或和朋友逛逛街。看起來懶散，但該專注時也專注。可以在警覺和懶散間來回調適，是最健康的狀態。

第二階段：腎上腺警覺期

又稱「適應不良壓力症候群一期」（MSS-i），此時腎上腺素、腎上腺皮質醇、DHEA-S❶ 的血中濃度開始持續上升。

由於腎上腺素是一種神經傳導物質，直接作用在交感神經上，所以此時交感神經主導全身運作，人會比較緊繃（apprehensive），做事比較積極、很有鬥志、比較沒耐心、脾氣可能比較不好。

這個階段整個人的生理功能比較強，反應靈敏、耐力和肌力都很好，而且不容易累；但體質較弱的人可能開始會出現體重下降、潰瘍性疾病（胃食道逆流、胃潰瘍、十二指腸潰瘍、鵝口瘡）、血壓上升（因為腎上腺素）、胸腺和淋巴結開始萎縮。雖說內在傷害開始產生，但外表上整個人看起來還算正常。

第三階段：腎上腺亢奮期

如果壓力還不舒緩，就會進入到第三階段「腎上腺亢奮期」，又稱

「適應不良壓力症候群二期」（MSS-2）。

在這階段，這兩種腎上腺皮質醇的分泌開始有差異。在上一階段，腎上腺素影響力很大，但進入第三階段後，腎上腺素已經不太分泌（因為腎上腺素是應付短期壓力的，壓力持續到現在都算長期了，則要依賴腎上腺皮質醇來應付），而腎上腺皮質醇和抗發炎荷爾蒙會大量分泌，因此稱之為亢奮期。

此時免疫系統和發炎反應開始受到抑制，因此容易有黴菌感染、感冒等。潰瘍性疾病會持續惡化，很多患有胃食道逆流、消化道潰瘍、鵝口瘡的人都處在此階段。

細心的讀者可能會發現，為什麼這個「腎上腺亢奮期」的英文是adrenal resistance呢？resistance的意思就是阻抗，學術上稱這一階段為「腎上腺阻抗期」，但阻抗這概念講起來稍微複雜，為了不離題，我們下一本書和胰島素阻抗再來一起討論。目前用亢奮期比較容易理解，其實兩者都正確，只是角度不同。

在這階段，身體會啟動「糖質新生」，也就是把肝醣或蛋白質轉換成葡萄糖，所以這時的血糖會升高，目的是希望細胞有充分能量可使用，以免低血糖，但若長久如此，有些人就會因此得糖尿病。

我在2019年舉辦糖尿病逆轉營隊時，有一個30多歲的年輕人，又帥又高又結實，看起來很正常，但他自我介紹時說自己是因糖尿病而來，大家聽到都很驚訝。他的糖尿病就是工作壓力造成，雖沒有糖尿病前期常見的中廣身材，卻有嚴重的胰島素阻抗。

不只糖尿病，其他如憂鬱症、自體免疫、高血脂、動脈硬化、胰島素

❶ DHEA是人體含量最多的固醇類荷爾蒙，它能轉化成男性荷爾蒙睪固酮（testosterone）和女性荷爾蒙雌二醇（estradiol）、雌酮（estrone）。不論人體自己生成的DHEA，或是口服DHEA補充劑，經過肝臟時，都形成硫酸鹽，即DHEA-S。
DHEA在血液中半衰期短，約30分鐘，而DHEA-S半衰期長，約20小時，且沒有日夜差異。血液中DHEA-S的濃度為DHEA的300倍。由於DHEA-S比DHEA穩定且濃度高，所以臨床上都以檢測DHEA-S來判斷體內DHEA是否足夠。

阻抗、骨質疏鬆、腫瘤和其他退化性疾病在這階段很容易發生。自己會感覺到生活有壓力，但身不由己，精神很累卻睡不著，情緒比較不穩定，常會焦慮。

第四階段：腎上腺疲乏期

若這時還不趕緊懸崖勒馬，接下來就會進入第四階段「腎上腺疲乏期」，我口頭上有時也稱之為「腎上腺衰竭」（聽起來有點太嚴重了，所以還是稱「疲乏」比較符合現實）。

從中醫的理論來看，此時就是標準的「腎虛」或「腎衰」。中醫在這裡所謂的「腎」不是「腎臟」，而是「腎上腺和生殖器官」。中醫在幾千年前就看清這問題，這兩個器官的功能是串在一起的。

到了這個階段，整個腎上腺好像一匹衰竭的老馬，在做垂死前的掙扎。如果抽血檢驗的話，你會發現腎上腺皮質醇、DHEA–S、腎上腺睪固酮都大幅下降，只有腎上腺素偶爾會有陣發性的分泌（因為壓力還在刺激下視丘，就好像鞭策垂死老馬一般，牠只能躺在地上抽搐）。如果做瞳孔縮放反應，你會發現瞳孔遇光不會固定在縮小的狀態（詳見拙作《過敏，原來可以根治！》）。

此階段的血壓會降低，尤其會有所謂的「姿勢型低血壓」（postural hypotension，就是突然站起時，血壓會下降）。

通常正常人從臥到坐、或從坐到站，血液受到地心引力影響會想留在原地，但腎上腺素會在極短時間被分泌而刺激心臟收縮，因而使血壓升高，把血液打上大腦，以防大腦缺血，這樣才正常。如果突然站起來血壓會降低，那就表示腎上腺已無力。

我在念國中時，突然站起來會頭暈、眼冒金星，就是在這個階段，因為我那陣子身心壓力大、睡眠時間又被剝奪，很可能處在腎上腺疲乏階段，難怪會暈倒（發育中青少年更容易如此，因性荷爾蒙和皮質醇會競爭同樣的原材料，詳見第88頁）。眼冒金星還有另一個常見原因，就是貧血，這可以透過抽血就能簡單區別。

不管有無罹患糖尿病，在這階段，血糖擺盪相當明顯，也就是飯前餓得慌、飯後想睡覺。飯後胰島素可能會把血糖壓得太低，而產生「功能性低血糖」，糖尿病患若有服用降血糖藥物或施打胰島素，有可能因此產生低血糖休克，嚴重時死亡。

　　此階段的毛病不只如此，整個人會相當疲累（睡醒了還會累）、免疫力低下、心情沮喪憂慮、抗壓性低、全身容易痠痛（肌纖維症）、對環境毒素很敏感、對化學物很敏感、對人工氣味很敏感、可能有焦慮症、常做惡夢。

	腎上腺素	腎上腺皮質醇	DHEA	腎上腺睪固酮	黑色素刺激素	胰島素
腎上腺正常期（MSS-0）	+／−	+／−	+／−	+／−		+／−
腎上腺警覺期（MSS-1）	+	不一定 +／−	+	+／−	+／−	+
腎上腺亢奮期（MSS-2）	−	+	−	+	+	+
腎上腺疲乏期（MSS-3）	陣發性 +	−	−	−		+

各種荷爾蒙在腎上腺疲乏不同階段的濃度。注意，DHEA 在亢奮期已減少分泌，而腎上腺皮質醇卻大量分泌，而在疲乏期二者皆已減少分泌，此一現象可作為協助診斷之用。

陳博士聊天室

　　為什麼壓力大會導致黏膜受損？全身黏膜比較脆弱的人，一旦

遇到壓力，常常會出現鵝口瘡（俗稱嘴破）、胃食道逆流、胃潰瘍、十二指腸潰瘍、痔瘡、陰道黏膜破損。這是因為腎上腺皮質醇和交感神經，都會刺激顆粒性白血球增生。

這些白血球在黏膜上巡邏、跟細菌對抗，血球壽命終了，細胞凋亡破裂，溶酶體被釋出，裡面的自由基就損傷黏膜。

這種情況時，如果補充頻繁可以強化結締組織的維生素C，以及建構黏膜的氨基酸原料的麩醯氨酸會大大緩解與預防。

俗話說，屋漏偏逢連夜雨。在這階段不但黏膜容易受溶酶體損壞，而且因為副交感神經低下，腸胃分泌的黏液大幅減少，少了黏液的保護，黏膜就更容易受損。

這也是為什麼壓力大的人也容易罹患乾眼症、乾燥症和其他前述黏膜潰瘍疾病的原因。我常說，乾眼症是自體免疫疾病的入門疾病，就是這個原因。處在腎上腺亢奮和衰竭的人非常多，要求完美、上進心強、拚成績、拚工作、跟家人爭執、和同事有心結等情況，在亞洲社會中非常普遍。

全世界最快樂的國家，前十名中有九名在中南美洲，我這些年在美國跟來自墨西哥、薩爾瓦多、巴西、哥倫比亞的人相處，真的發現他們天生比較不會鑽牛角尖，壓力較小。

主流醫學承認「腎上腺疲乏」嗎？

如果你上網搜尋，你會發現主流醫學並不承認腎上腺疲乏（adrenal fatigue）這個病名。西醫向來只承認腎上腺不足（adrenal insufficiency）與過亢（adrenal hyperfunction）。這好像只承認世界上只有黑人與白人一樣，是很武斷的看法，而且不符合現況。

事實上，在黑與白之間，還有很多變異性，病人的症狀也是一樣，是像彩虹般多樣化的。由於美國人具備腎上腺疲乏等亞臨床症狀的患者實在

太多了，主流醫學終於在最近幾年承認在極端不足與過亢之外，還有HPA axis dysfunction，中文暫譯為「下視丘－腦下垂體－腎上腺軸功能失調」。其實，這串字就是承認「腎上腺疲乏」這個普遍存在現象，只是用另外一種方式來描述罷了！我來稍微解說一下。

腎上腺皮質醇的分泌是受到腦下垂體的刺激，腦下垂體荷爾蒙的分泌是受到下視丘的刺激，而下視丘荷爾蒙的分泌是受到壓力的刺激，簡單說就是：

壓力 → 下視丘 → 腦下垂體 → 腎上腺 → 全身細胞

身體的內分泌系統有一個回饋機制，也就是當腎上腺皮質醇分泌太多的時候，這個高濃度荷爾蒙會回去告訴下視丘，叫它不要分泌那麼多刺激素，那麼腎上腺就不必分泌那麼多。

這就好像工廠經理告訴總經理說，我們已經庫存很多產品了，請不要再命令我們製造產品，於是工人們終於可喘一口氣，不用日夜加班。這就叫做「負向回饋」（negative feedback），是生理學上一個很常見的機制。

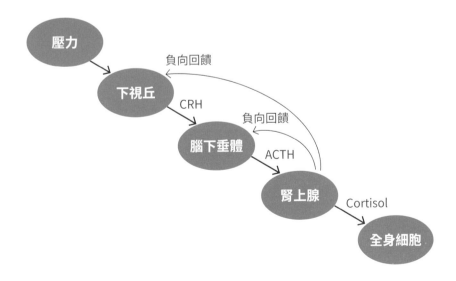

所以，當一個人長時間保持在壓力狀態下，這壓力就會刺激下視丘，然後刺激腦下垂體，然後刺激腎上腺，就分泌很多皮質醇，這個人此時在「腎上腺亢奮」階段。

接下來，當皮質醇濃度一直保持很高，就會負向回饋給下視丘，叫它不要再下命令，所以腎上腺就不再分泌皮質醇。因此到了這個階段，壓力依舊持續，但腎上腺皮質醇卻分泌不夠了，看起來好像它很疲乏的樣子，這就形成另類醫學所謂的「腎上腺疲乏」。所以，腎上腺疲乏不但存在，而且是主流醫學都承認的事實，只是賦予它一個比較新潮的名稱，也解釋得比較符合生理學的學理。

最近這幾年，醫學界更將 HPA axis dysfunction 延伸到 HPATG axis dysfunction，中文就是「下視丘－腦下垂體－腎上腺－甲狀腺－性腺軸功能失調」。這個連結就更廣了，告訴我們身體其實很多腺體都是串連在一起，彼此的交互作用錯綜複雜。

臨床上我們越來越清楚，只治療甲狀腺低下、血糖問題、經前症候群、更年期症候群、自體免疫、嚴重過敏，效果若不佳，一定要考慮 HPATG axis dysfunction，或說更明白些，治療上述疾病時，要同時治療「腎上腺疲乏」的問題，就可以事半功倍，複雜問題迎刃而解。

什麼是腎上腺危象？

除了這二個腎上腺疾病，主流醫學也有一個「腎上腺危象」（adrenal crisis）這樣一個診斷，就是當腎上腺不足到嚴重的程度時，皮質醇沒了，會進入一個危險的狀態：極度疲倦、噁心嘔吐、低血糖、低血壓、心悸、發抖、冒汗、呼吸急促，若沒有趕緊施打類固醇，可能會休克死亡。

理論上造成腎上腺危象的原因是嚴重創傷或感染，導致腎上腺或腦下垂體或下視丘真的損壞，但這些機會並不多，臨床上最常見的病因是長期使用類固醇藥物而突然停藥，這時整個下視丘、腦下垂體、腎上腺長期處在停擺狀態，病人突然停藥，這些腺體反應不過來，腎上腺不分泌皮質

醇，身體就垮了。這也是我不大贊成濫用類固醇的原因之一。

　　有些敏感體質的病人在類固醇停用一年之後，身體還是有腎上腺皮質醇分泌不足的現象，通常是因為長期使用人工類固醇而導致腦下垂體受體不敏感以及腎上腺的受體不敏感所致。

生理性 （亞臨床狀況）	病理性 （西醫學診斷）	緊急狀況 （可能休克死亡）
腎上腺正常期		
腎上腺警覺期		
腎上腺亢奮期 （又稱腎上腺亢奮期）　→	腎上腺過亢 （又稱庫欣氏症）	
腎上腺疲乏期 （又稱腎上腺衰竭）　→	腎上腺不足 （愛迪生氏病）　→	腎上腺危象

常見腎上腺疾病關係圖，箭頭表示嚴重度，不代表疾病進展路線

腎上腺問題怎麼診斷？

　　講了那麼多，讀者請別怪我把腎上腺疾病講得那麼複雜，尤其病名、別名一大堆，還有主流承不承認的問題，為什麼不講簡單一點？

　　讀者千萬要了解，這些名詞不是我發明的，而是在過去幾十年間，醫學界所走過的痕跡。這痕跡就是這麼令人混淆，但我已經把它整理到最容易理解的狀態了。反觀中醫的診斷和治療就相當簡潔扼要，就腎陰虛、腎陽虛、腎氣虛、嚴重就是腎衰、腎虧，都有對應的中藥方。

　　診斷是醫生的工作，而且是醫師的特權，所以法律規定只有醫生可以下診斷，而護士、治療師、醫檢師都不能開診斷書，更別提一般人了。本書不是醫學教科書，所以我們不細說如何診斷，但我還是要提醒幾個重

點，讓有此需求的讀者，能有基本的知識。

首先，我們要詢問病人有哪些主觀的症狀（symtoms）和客觀的症候（signs）。再來，就是要收集唾液、尿液、血液這些實驗室數據，以及 X 光、超音波等這些影像攝影，來協助診斷。

腎上腺疲乏或不足常見症狀

腎上腺疲乏和腎上腺不足，有很多症狀很類似，只是後者因為腎上腺有實質上的損壞，所以症狀比較嚴重，基本上常見症狀如下表所示。

全身極度疲累是最常見的症狀，如果睡了 8 小時起床還是很累，再加上怕冷、臉色變黑、對化學物敏感等症狀，那就要合理懷疑是否腎上腺功能低下。

腎上腺疲乏或腎上腺不足常見症狀和症候

症狀	解說
全身疲倦	即使睡了 8 小時，早上醒來依然覺得睡不飽，還想再睡。
不易入睡	晚上精神比較好，喜歡晚睡。白天精神不好。
喜吃糖鹽	血糖忽高忽低、有時高血糖、有時低血糖。喜吃鹹，因為鈉從尿中排出體外。
比較怕冷	由於血管收縮，所以感覺比較寒冷。在腎上腺疲乏期，新陳代謝也比較低下。
用興奮劑	有喝咖啡或茶的習慣，早上或下午，總是要來一杯咖啡提神，才有體力工作。
腸胃問題	腹瀉、便秘、腹痛、吐酸（胃食道逆流）。
腰痠背痛	肩頸痠痛、五十肩、腰背痠痛。
臉色變黑	由於長期睡眠不足與微血管收縮加上黑色素刺激素，而產生黑眼圈，甚至臉色變黑。嚴重時牙齦變黑，身體的皺摺處、穴位、疤痕、嘴唇周圍、肛門周圍也可能變黑。

產生白斑	很奇怪的是，壓力也會造成白斑（黑色素失去功能）。
酒精不耐	酒量變差，甚至一喝酒就不舒服。對化學物、香水、廢氣、甲醛氣味等，都比較敏感。
腦力下降	腦茫、記憶變差、注意力不集中、反應變差。
經期症狀	月經來之前會很不舒服，經痛很明顯，甚至不能工作。
免疫異常	罹患各種過敏、常感冒、被蚊蟲叮咬較慢癒合、自體免疫疾病。
皮膚乾燥	由於皮脂腺功能減退、新陳代謝差，所以分泌的油脂較少。
體重下降	由於腸道停擺，消化吸收較差，而且體能耗損大，所以體重通常下降，但也有人因為情緒壓力而暴食，引起肥胖。
情緒起伏	易怒、暴躁、緊張、憂鬱、冷淡、負面思考。
其他疾病	憂鬱症、睡眠中止症、更年期症候群、肌纖維症、甲狀腺亢進或低下、其他荷爾蒙異常。

 陳博士聊天室

在「腎上腺亢奮期」有一點很奇特，就是女性的毛髮變多。這是因為腎上腺皮質裡還有一類荷爾蒙也跟著大量分泌，例如DHEA（睪固酮的前驅物質）和睪固酮。

男性的鬍鬚和體毛較多，就是因為睪固酮較多的原因。如果女性體毛多，通常也就是睪固酮較多，而除了生理上的原因（腎上腺亢奮）之外，病理上還有可能是腎上腺增生與腎上腺腫瘤，通常我們可以經由抽血來確診。

簡單來說，就是睪固酮如果大量分泌，那麼女性就開始長毛髮，尤其有些女性會長鬍子，腿毛、手毛，或是背毛變多，很可能就是處在這階段。

有大約3%左右女性會有多囊性卵巢症候群（PCOS），就是因為睪固酮和胰島素增加所致。PCOS治療的方法則可使用生酮飲食（調降胰島素）、大豆異黃酮（雙向調節）、天然黃體素（和睪固酮抗衡）、鋸櫚籽（阻斷雙氫睪固酮的形成）、超排方（幫助雌激素代謝）。

到了「腎上腺疲乏期」，臉色會變黑是因為當腎上腺皮質醇濃度太低時，腦下垂體會分泌ACTH去刺激腎上腺分泌腎上腺皮質醇，而ACTH剛離開腦下垂體時還夾帶著黑色素刺激素，所以會刺激皮膚上的黑色素細胞，而使膚色變黑。

所以，有時遇到重大打擊，或是連續幾天沒睡，一個人突然臉色變暗沉，就是因為這個緣故，表示他已很快進入腎上腺疲乏的狀態。

腎上腺亢奮或過亢常見症狀與症候

月亮臉	紫色生長紋	容易感染，尤其是黴菌和念珠菌	傷口癒合緩慢
臉色紅潤	高血壓	精神狀態不穩定	結締組織脆弱
中廣肥胖	骨質疏鬆	肌肉流失	禿頭
水牛肩	腎結石	皮膚變薄	經期紊亂
四肢細長	葡萄糖不耐症	容易瘀血	女性多毛

腎上腺亢奮的症狀大多和腎上腺疲乏相反。腎上腺亢奮由於比較生理性，它的症狀比病理性的腎上腺過亢輕微，而且容易逆轉。

主流醫學腎上腺低下成因

病灶	腎上腺低下成因
問題在腎上腺 （初級低下）	1. 某些抗黴菌藥物、麻醉藥物 2. 慢性發炎（自體免疫疾病是美國最常見病因、結核病是全球最常見病因） 3. 創傷、大面積燒燙湯 4. 腎癌、腎上腺內出血、手術移除腎上腺、先天遺傳腎上腺缺陷
問題在腦下垂體 （次級低下）	1. 自體免疫疾病 2. 腦下垂體腫瘤或發炎、腦下垂體內出血、手術移除腦下垂體（因腎上腺過亢）、先天遺傳腦下垂體缺陷 3. 腦部創傷
問題在下視丘 （三級低下）	1. 類固醇使用四週以上，長時間高濃度的類固醇引起負向回饋，就會讓下視丘不再刺激腦下垂體、接著不再刺激腎上腺。停用類固醇後，皮質醇分泌不夠，就引起低下症狀。所以長期類固醇使用不可驟停，需要花數週甚至數月時間慢慢減藥。 2. 手術移除下視丘（因腎上腺過亢）

腎上腺疲乏的成因

壓力分類	腎上腺疲乏成因
長期心理壓力	離婚、打官司、財務危機、照顧失智雙親、準備考試、長途旅遊、人際關係不佳、公司業績、做事要求完美、婆媳問題、親子關係、夫妻不和、配偶外遇
長期生理壓力	1. 睡眠缺乏（睡眠少於 6 小時、熟睡不足、錯過黃金 4 小時、產後哺乳、應付考試而熬夜） 2. 血糖擺盪（高醣飲食、甜飲甜食、精製澱粉尤其是麵粉、肌肉量不足導致肝醣不足） 3. 發炎疾病（牙周病、牙髓發炎、反覆過敏、氣喘、異位性皮膚炎、類風濕性關節炎、紅斑性狼瘡、僵直性脊椎炎、傷口感染） 4. 氣溫（天氣寒冷、冷熱劇烈變化） 5. 疼痛

腎上腺問題如何確診？

首先，我們要注意，抽血驗一次皮質醇（cortisol）是沒有意義的，因為皮質醇每天有它的高低起伏規律。有些醫生採用早上8點的皮質醇濃度作為判斷過高或低的依據，我個人認為太過冒險，可能會誤判，因為有些夜貓子的皮質醇是下午才升高，我們在臨床上叫做曲線右移（right shift）。

我認為最簡便而且準確的方法，就是做腎上腺壓力曲線（adrenal stress index, ASI），這個檢測不具侵略性，只要一天驗四次唾液，畫出它的曲線，就可以了！看曲線是不是在清晨最高，然後逐漸下降。

剛說的夜貓子是下午或晚上比較高，那就不正常，難怪他們早上沒精神，越晚精神越好。如果整條曲線都偏低，那就表示腎上腺功能不足。皮質醇在唾液中的數值和血液中非常接近，所以驗唾液既方便又準確，值得推廣。另外，收集24小時尿液測皮質醇也是可行。

如果要確定腎上腺功能是腎上腺本身分泌不足，還是腦下垂體或下視丘的刺激素分泌不足所致，那就要做促腎上腺皮質激素刺激測試（ACTH Stim Test）；另外，血中的鈉鉀比如果小於30，通常也可確診腎上腺皮質功能不足，因為甲狀腺皮質裡的抗利尿激素（aldosterone）有留鈉排鉀的作用。

執行腎上腺問題的檢測，我們首先要懷疑是不是有病理性的過亢或不足，若實驗室數據都正常，再來考慮生理性的亢奮與疲乏。這是臨床診斷該有的態度，先排除嚴重的疾病，才不會延誤病情。在臨床上我們發現光看實驗室數據並不可靠，尤其是亢奮和不足由於數據可能正常，需要借重症狀和症候來做診斷。

例如臉色變暗沉，但卻又產生白斑，這就強烈暗示腎上腺疲乏。另外，反應式低血糖、姿勢型低血壓、瞳孔縮放測試，都是很重要的診斷依據。

至於腎上腺過亢的檢測，除了表中的數據外，還可進行人工合成皮質類固醇抑制測試、甲吡酮刺激測試、促腎上腺皮質激素釋放激素測試、電

腦斷層掃描、核磁共振圖譜、腎上腺放射活性吸收等（dexamenthasone test, metyrapone test, CRH test, CT scan, MRI, adrenal radioactive uptake）來排除腫瘤的可能性。

	腎上腺過亢	腎上腺低下
血鈉	較高	較低
血鉀	較低	較高
血中鈉鉀比	>40	<30
BUN ／ Creatinine	不適用	升高
嗜酸性白血球	下降	升高
ASI 曲線	上升	下降
ACTH Stim Test	不適用	陽性
體重	下降或上升	下降
血壓	上升	下降（姿勢型低血壓）
食欲	不一定	下降、厭食

腎上腺問題怎麼治療？

接下來談本章最重要的部分：如何逆轉腎上腺的問題？

主流醫學在處理極端的過亢和低下，採取的是比較激烈的方法：過亢就切掉或燒掉，低下就補充類固醇；自然醫學由於涵蓋了比較生理性的腎上腺亢奮和疲乏，所以處理的方式就比較溫和，給予腎上腺自行逆轉和修復的機會。

首先我們要知道，腎上腺不是一下子進入疲乏期，而是先亢奮後疲乏，這和一般疾病不太一樣，所以我們一定有這個基本認知，特別注意，在不同階段的療法可能會相反。

腎上腺問題的西醫療法

腎上腺過亢	腎上腺低下
停用類固醇 （類固醇濫用是腎上腺過亢的主因）	服用類固醇（hydrocortisone 30mg／day）（早上 20mg，下午 10mg）
服用類固醇阻斷劑 （例如：aminoglutethimide）	服用富能錠（fludrocortisone）0.1-0.2mg／day 取代醛固酮
手術切除或放療燒毀腎上腺	

各期腎上腺問題的通用天然療法

通用天然療法	腎抗腺警覺 （MSS-1）	腎抗腺阻抗 （MSS-2） 腎上腺過亢	腎上腺疲乏 （MSS-3） 腎上腺低下
補充大劑量維生素 C，以協助合成腎上腺皮質醇、保護全身結締組織不受破壞	適合	適合	適合
補充其他抗氧化劑（硫辛酸、維生素 E、花青素、槲黃素、橙皮素、兒茶素、生物類黃酮），以保護血管、黏膜、細胞膜	適合	適合	適合
補充膠原胜肽、葡萄糖胺，補軟骨和黏膜	適合	適合	適合
逆轉胰島素抗性	適合	適合	適合
低醣飲食、低升糖指數飲食、避免含糖飲料和甜食、避免少量多餐	適合	適合	適合
生酮飲食	適合	適合	適合
鈣、鎂、鋅、鉻、硒	適合	適合	適合
維生素B群（尤其 B6, B12）	適合	適合	適合

緩和運動（伸展拉筋、自發動功、八段錦、楊氏太極）	適合	適合	適合
針灸、按摩（足三里、阿是穴）	適合	適合	適合
泡溫水澡（水溫 40 度）	適合	適合	適合
調節免疫系統（紫錐花）	適合	適合	適合
保護全身黏膜（麩醯氨酸）	適合	適合	適合
促進肝臟排毒（清水斷食、使用超級排毒配方）	適合	適合	適合

各期腎上腺問題的「通用」天然療法

前面講了很多生理機制，大家不要嫌煩，目的就是要先搞清楚身體如何運作，我們才能知己知彼、百戰百勝。若只會套公式使用某某療法，細問之下都不知所以然，萬一症狀稍有變化，治療就會亂無章法。所以我們要徹底了解疾病的始末，不管它怎麼變，我們都會抓到正確的方向。

要解決腎上腺所有的問題，我們可以歸納出四大方向，這不管在哪一個階段，都非常適合的療法，任何人都應該盡量執行。

1.減少刺激

首先要避開含咖啡因的飲料，例如咖啡、茶、煙，更不能沾海洛英、古柯鹼、搖頭丸、安非他命等興奮劑毒品。長期吸毒的人精神萎靡、臉色憔悴、眼眶發黑深陷，就是處在腎上腺疲乏的狀態。

其次要避開食物過敏原、環境過敏原（塵蟎、花粉）、環境毒素（新裝潢的甲醛和有機化學溶劑、工廠廢氣、汽車廢氣、霧霾）、人工香水（所以我的診所禁止病人和員工噴香水）、避開化學物（少吃加工食品、少用人工清潔劑）。除了以上這些刺激，長期極端溫度（例如寒冷與炎

熱）、各式過敏、自體免疫、各式發炎、血糖擺盪，也都會造成生理上的壓力，都會導致腎上腺過亢與疲乏。

而過敏和發炎疾病本身又會造成身體更大壓力，更大壓力又讓過敏與自體免疫疾病惡化，如此形成惡性循環，問題像滾雪球般越滾越大。所以在舒壓的同時，我們還要積極用自然醫學治療過敏和發炎疾病，雙管齊下，才會達到最佳效果。

另外最重要的飲食建議，就是要盡量避免血糖擺盪，也就要避免攝取糖分、人工果糖、精製澱粉、高升糖指數食物，最好是進行低醣飲食，甚至如果有必要就採取生酮飲食，讓胰島素和血糖保持在穩定的狀態，否則血糖忽高忽低對身體而言是非常大的壓力。

含糖飲料、精製糕點、糖果餅乾都是違禁品，甚至麵包、麵條、饅頭、煎餅因為都是由現代小麥製成，含大量支鏈澱粉，極易導致血糖擺盪，也要避免食用；米飯、米粉、豆簽、冬粉、粿條、糖分高的水果因為不含麵粉，會緩和一些，但還是要少吃為妙。

食物中澱粉或糖分越多，因為會刺激胰島素分泌，所造成的生理壓力就越大，但蛋白質、脂肪、纖維就不會，葉菜類蔬菜就可放心食用，建議要查詢每一種食物的營養比例。

最後，就要談到心理壓力了，要清楚每天夢境到底有哪些負面情緒，自我分析是哪些是生活壓力造成，試著用智慧或《聖經》的原則去妥善應對、去舒緩（詳見本書第53至63頁），很多壓力的轉化與昇華，只在一念之間。

2.舒緩放鬆

要盡量用各種方法提升副交感神經、加強阿爾發腦波、ECS等。洗熱水澡、泡溫水、遠紅外線泡腳桶、遠紅外線三溫暖、遠紅外線電暖器烘烤寒冷點和湧泉穴，效果非常迅速與強大，常常執行5分鐘就讓人打哈欠。

睡眠是一種很深沉的紓壓方式，但前提是睡覺的時段要正確，熟睡時間要足夠。晚上11點到凌晨3點是最重要的黃金4小時。我發現只要連續

幾天凌晨 3 點入睡，不管你睡幾小時，就會快速讓身體進入腎上腺疲乏狀態，很多過敏或自體免疫疾病就會被誘發或惡化。

也有很多人問，我不能在台灣過美國時間嗎？只要睡眠充足就好了吧？但其實生理時鐘會受到當地的日照影響，所以在台灣不能過美國時間，必須以台灣晚上 11 點到凌晨 3 點作為黃金 4 小時。

若自己不清楚熟睡時間多寡，可以使用睡眠偵測軟體，或是晨起感受一下體力是否充沛、頭腦是否清晰。我發現戴眼罩和耳塞，可以杜絕睡夢中光線和聲音的刺激，可以提高睡眠品質、延長熟睡時間。

整體睡眠時間也要足夠，平均是 8 小時左右，但疲乏期由於要補眠，可以每晚多睡 2、3 個小時，直到補足睡眠，白天不愛睏為止。

對於疲乏期的人來說要補眠很容易，但對於亢奮期的人來說就比較困難，因為在這階段會很興奮，該睡覺卻睡不著，每天只睡 4、5 個小時，還是精力十足、隨時準備衝衝衝，這都是靠腎上腺皮質醇硬撐的結果，很快身體就要進入疲乏期。

在亢奮期雖然睡不著，但我們卻要用第 39 頁的方法強迫入眠，你會發現強迫入眠幾天之後，人會開始愛睏、開始想要補眠，這也算是一種瞑眩反應。

有一點要特別注意，醒來以後不要馬上起床，大約等 5-10 分鐘以上，等唾液開始分泌後再起床，這樣整天的精神會比較好，也就是說，能夠自然醒是最健康的。

最差的睡眠方式就是在睡夢中被叫醒，然後馬上要開始一天的行程。這樣的起床方式會讓接下來幾個小時都渾渾噩噩，甚至據研究，這種起床方式比不睡覺還不如。

只要有優質睡眠，身體修復的效果很明顯，所以我一直說「睡眠皇帝大」，意思就是睡眠其實是最好的療法。雖然腎上腺疲乏的人睡醒後可能依舊疲累，但不要急，俗話說「病來如山倒，病去如抽絲」，身體修補沒那麼快，但只要提高熟睡的質與量，並輔以其他療法，假以時日還是很快會恢復體力。至於 CBD 的神奇效果實在驚人，又是另外一種層次，我會在第四章以專文論述。

陳博士聊天室

● 夢是潛意識的窗口

講到舒壓，我發現有不少人屬於「不知不覺」這一類型。我常問病人你有沒有壓力？有些人說，「沒有啊，我退休了怎麼會有壓力？」「我沒上班，只是家庭主婦，小孩都長大了，怎會有壓力？」但我問她們做什麼夢，一聽就知道有壓力。

有些人很會撐，從早到晚都靠意志力在做事，聽不到身體的聲音，不懂得勞逸結合。這些人通常是忙碌的家庭主婦，或是產值極高的專業人士或公司老闆。我問他們：「你能不能什麼事都不做，就坐在那邊發呆十分鐘？」很多人回答：「不行，我一分鐘都閒不下來！」你看，這樣的人腦筋永遠轉不停，會沒有壓力嗎？

在我的美國診所，找我看病的人都是看身體上的毛病，但我卻常常花時間做心理諮商。我不是要和心理治療師搶飯碗，而是很多生理疾病源自心理壓力，為了根治該疾病，我必須幫他們找到壓力源，並且教他們如何舒壓。

找壓力的第一個步驟，就是「問夢」。因為壓力常常藏在潛意識裡，自己的意識並不知曉，所以很多人跟我說沒壓力，結果我一問夢，夢裡都是緊張、擔心、恐懼、憤怒、哀傷、冷漠。我一定要把這些夢都處理掉，這個人的身體才會開始好起來。

當一個人的夢裡都是愉悅、歡樂的時候，就表示他的身心靈都處在最佳狀態。我發現最好的夢是「飛起來，在天空漫步，想去哪就去哪」「在地上撿到錢」「和家人或心愛的人吃美味大餐」，這些夢代表的都是自由、愉悅、滿足。

常做美夢的人是幸福的、不容易生病的，表示他的腎上腺功能調適得很好。

寫稿此時，我來分享一下昨晚做的夢，我夢到朋友託我去取貨，

是一個耳塞大的迷你收音機，功能齊全，喇叭雖小，播放出來的聲音低音卻很飽滿，我很喜歡，正在逛街的我也想買一個（因為美國疫情爆發，已經宅在家四個多月，心裡很想逛街）。

我緊接著又做一個夢，和大學同學以及好朋友在加拿大深山風景區旅遊，沿途看風景、試吃名產、輕鬆愉快、說說笑笑、外表看起來好年輕活潑。我跟同學說，如果你跟路人說我們已經50多歲，他們會相信嗎？（你看，又是旅遊）

我昨晚比較早睡、花粉干擾已慢慢淡化、睡前吃了逆轉老化的NMN，所以才做了好夢。夢見了什麼不重要，重要的是夢裡的情緒是喜悅的、滿足的、有收穫的，那就表示身體在復原。

多年前有一次輕微感冒，睡前吃了紫錐花酊劑，夢到自己是美國印地安人，在原野上騎馬打仗，敵人被我們追著跑，醒來感冒就好了。我發現，夢境常常會反映身體當下的運作情況。

除了問夢之外，我還有一個私密技巧，就是問生殖器官的狀態。通常男士我會問晨勃次數，女士我會問月經。根據HPATG axis，我們知道壓力會導致性腺低下，導致男女的生殖功能處在低弱的狀態。

一位健康的男性，每天早上醒來之前生殖器都會自行勃起，這叫做晨勃，這與性欲、夢境都無關，是一個自然生理現象。如果晨勃次數每週低於三次就表示有問題，最佳情況在五次以上，而且硬度要夠。如果男士搞不清楚他的晨勃次數，我會問射精完後三天內的身體狀態。

至於女性，經前不可以有虛弱、疼痛、發脹、畏寒、潮熱、盜汗等不舒服的症狀，如果每個月都會因月經請病假，那她的腎上腺肯定有問題，要趕快處理。月經不能有大血塊，經期之間不能滴滴答答、每次也不能連續四、五天都衛生棉吸飽飽，那表示荷爾蒙不平衡，要好好調經一番。

我記得二十年前讀過一本中醫婦科的古書，上面有一句話說：「賢德婦人不生病。」這句話的意思是，賢慧有品德的婦女言行舉止

得宜，懂得化解紛爭，懂得舒壓，不像三姑六婆一天到晚挑弄是非，所以自然不容易生病。

　　我的意思不是要去和別人比晨勃次數或經前症候群誰比較嚴重，而是要跟自己比。俗話說「人比人，氣死人」，每個人的體質是生而不平等的，但後天的調養卻是自己可以掌握的。

　　除了生殖器官的功能強弱，我們還可以根據過敏嚴重度、酒精耐受度、對化學物的耐受度、關節疼痛度、牙周病、消化功能、排便狀態、胃口好壞、嗜鹹與否、眼屎多寡、怕冷怕熱、夢境情緒等，來間接判斷自己的壓力狀態和腎上腺功能。

　　如果仔細填寫第五章的圈叉表，再搭配合適的營養品或天然療法，要大幅改善羸弱的身體並非難事。

3.補充營養

　　腎上腺皮質醇的合成過程中需要維生素C的參與，所以，大量分泌腎上腺皮質醇會耗損維生素C，同時，腎上腺皮質醇會損傷身體的結締組織（黏膜、軟骨、韌帶、肌腱），而結締組織的構造是膠原蛋白，它的合成也需要維生素C。所以，綜合以上二種機制，腎上腺過度使用的人對維生素C的耗損非常大。

　　我個人發現，我若太操勞，眼白會爆血塊、容易嘴破，牙齦也容易出血、擤鼻涕也會出血，但補充足量維生素C就沒事，所以我不管人在哪裡，隨身一定會帶維生素C的補充品。

　　維生素C對抗過敏、抗發炎、抗自體免疫疾病也是極為重要，而這些疾病偏偏又和壓力脫離不了關係，所以我通常建議有壓力的人，不管短期或長期，大劑量使用維生素C。有沒有效，你一試就知道了。

　　我在有壓力時一天會攝取6-9克，就可以保持在很好的狀態；有急性症狀時，劑量還會更高。

　　在自然界中，生物類黃酮和維生素C永遠同時存在，也是很好的抗氧

化劑，有必要時我會額外補充槲黃素、橙皮素或玫瑰花瓣萃取物，加強抗氧化和強化結締組織的效果。它們有抗組織胺的效果，卻沒有抗組織胺人工藥物的副作用，用過的人都說滿意。

由於腎上腺會壓抑免疫系統，所以有壓力時，要特別注意保養免疫系統，例如我會使用紫錐花酊劑或靈芝的複方保持抵抗力，讓身體不受細菌、病毒、黴菌的侵擾。

維生素 B 群對於全身能量代謝與黏膜和神經的修復也很重要，麩醯氨酸是修復黏膜的最重要的氨基酸，效果顯著。

最近幾年很多論文證實，膠原胜肽可以修補結締組織及提升免疫力，在美國相當熱門。天然硫辛酸對於抗氧化、修復肝臟、保護大腦、治療自體免疫疾病、逆轉末梢血管神經病變，都有不錯的效果，但要選擇天然型式較佳。

腸胃的蠕動、消化、吸收功能都會受腎上腺影響，可以視情況補充膳食纖維、腸益菌、胃酸膠囊、消化酵素、麩醯氨酸、修補黏膜的天然草藥萃取等。

4.正確運動

運動雖然對身體很好，也很有必要，但如果要運動，切記一定要先補足睡眠。身體一定要在睡眠飽足的情況下，甚至我強迫你睡覺都睡不著時，運動才會發揮最大的健身效果。尤其在腎上腺疲乏期特別要注意，此時體力很差、極度疲累，若不補眠而運動，反會傷身。

身心運動（伸展拉筋、瑜伽體操、甩手功、自發動工、八段錦、楊氏太極拳）是比較低強度、和緩的運動，適合各階段執行，而且結合意念，對於調整交感和副交感神經有其他運動不能取代的功效，因此在疲乏期或大病初癒，我強烈建議先做身心運動，等筋骨慢慢鬆開了、氣慢慢補起來了，再來提高運動強度與時間，例如慢慢從低劑量開始嘗試 CP 值極高的運動：平蹲，身體的生長激素和肌肉激素大量分泌，你會感覺體力進展很快。

最終目標是要執行高強度運動和重量訓練，那麼就能讓身體維持在最佳狀態，也能提高新陳代謝率，抵消甲狀腺低下所造成的怕冷、腰腹脂肪增長的問題。

 陳博士聊天室

● **任何年紀開始運動，都不嫌晚**

　　我有一次上電視錄影，旁邊坐了一位90多歲的來賓，他說他60多歲時身體很差，百病叢生，於是開始練功，後來病全好了，三十年後的今天，外表看起來就像60歲一樣。

　　我曾經十幾年連續每天打八段錦或太極拳，把自己體質調理起來，最近幾年我嘗試肌肉訓練，從平蹲開始，接著進展到舉重，深深體驗到肌肉量是健康的本錢。

　　如果時光可以倒轉，我一定會在青少年階段把腸胃調好、把肌肉練大，可以省去後來許多毛病的折騰。不過，俗話說「亡羊補牢，猶未晚矣」，50歲才練也不遲，80歲也不嫌晚，中老年人雖不能練成健美先生，但只要好好練，就可以大幅提升身體功能，這不就是大家心裡最想要的嗎？

各期腎上腺問題的非通用天然療法

非通用天然療法	腎抗腺警覺 （MSS-1）	腎抗腺亢奮 （MSS-2） 腎上腺過亢	腎上腺疲乏 （MSS-3） 腎上腺低下
睡眠	正常睡眠	強迫入眠	補眠
補充鹽分（補充鈉）	正常攝取	不適合 可能引起水腫	非常適合 因鈉流失

補充鉀	適合	非常適合 因鉀流失	不一定 看需求
咖啡因（咖啡、茶、菸） 興奮劑（提神飲料）	避免	避免	禁用
高強度運動	適合	適合	避免
放鬆草藥 （纈草、西番蓮花、北美黑升麻、北美黃芩、卡瓦椒）	非常適合	非常適合	小心使用
放鬆氨基酸（茶胺酸、GABA）	適合	非常適合	小心使用
補充 DHEA	看需求	小心使用 以拮抗皮質醇	小心使用 因拮抗皮質醇
補充褪黑激素	適合	適合 減緩皮質醇作用	小心使用
補充天然甲狀腺素	小心使用	小心使用	小心使用
補充天然腎上腺皮質醇	不必要	小心使用	非常適合
補充粉薑茶或口含人蔘片、印度人蔘、甘草	適合	小心使用 可能有瞑眩反應	非常適合
補充紅景天、五味子	可以	可以	非常適合
補充迷迭香萃取	可以	可以	非常適合
CBD	適合	非常適合	非常適合

各期腎上腺問題的「非通用」天然療法

在上表中，我歸納出一些非通用的療法，讀者要特別注意，由於腎上腺先亢奮後疲乏，前後需求剛好相反，你在不同階段用錯療法，有時會越治越嚴重。

首先是鈉鉀的攝取，在疲乏期，腎上腺功能低下，抗利尿激素（aldosterone）分泌不足，身體會流失大量水分與鈉（請記得：水、鈉、碳水化合物是同進同出的），所以患者會喜歡吃鹹，那你就讓他順著身體的聲音，吃鹹一點，不用怕高血壓。

　　真的很擔心的話，就每天量血壓，通常是沒事的。但在亢奮期，就要多補充鉀，因為鉀和鈉是一進一出的，鉀高鈉低、鈉高鉀低。在亢奮期若補錯了，補到鈉，則可能會造成水腫。

　　近年來，全世界喝咖啡的人越來越多，美國農業局也帶頭宣導喝咖啡的好處，我還是不認同。即便咖啡有抗氧化或其他好處，但其中的咖啡因還是腎上腺的潛在敵人，甚至我也把茶葉列入黑名單。

　　咖啡因是一種會上癮的興奮劑，它會刺激腎上腺與交感神經，短暫時間內會讓你更有精神，但其實它是借明天的體力來今天使用，好像銀行存款不足，先刷卡再說，這不是一個有智慧的行為。

　　其他非法的興奮劑毒品就更不提了，對大腦、腎上腺都有很大的損害。但火麻裡的CBD不但不令人興奮，而且會啟動ECS系統，讓人瞬間放鬆、進入修復模式，而且完全不會令人上癮，這是大自然的神奇禮物，我在第四章有詳細介紹。

　　在疲乏期若貿然執行高強度運動，有可能會造成身體肌肉骨骼甚至內臟損傷，嚴重時可能會休克或暴斃，絕對要禁止。我高中時，就有一位老師突然在做大跪拜的動作時心臟病發作；我以前服兵役時睡眠不足，導致砲彈發射震傷耳膜，還好我自己會針灸而慢慢修復；幾年前有一位準行政院長在上任前，爬山時心臟病發作不治；海角七號的主角茂伯趕場拍片而倒地身亡。

　　社會上諸如此類過勞卻運動，導致休克的事件層出不窮，就是不清楚這個道理。在身體極度疲乏時，需要的不是運動，而是休息。等睡飽了、體力恢復了再去運動也不遲，這不是很簡單的道理嗎？但很多人就是會疏忽。

　　歐美有許多草藥有放鬆、鎮靜的效果，可以做成酊劑，在亢奮期可以含在舌下，就可以有舒緩和助眠的效果，例如纈草、西番蓮花、北美黑升

麻、北美黃芩、卡瓦椒等，但在疲乏期則要小心使用，因為這個階段需要的不是放鬆。

另外，有些氨基酸也有放鬆的效果，例如茶胺酸、GABA。這些放鬆的天然營養素在疲乏期並非禁用，而是要小心使用，若有不舒服或更虛弱的反應，就應該停用，而選用天然腎上腺素或粉薑茶等彌補腎上腺功能天然藥物。褪黑激素嚴格來說是一種荷爾蒙，但有許多國家允許使用，它可以在體內轉換成血清素

迷迭香（*Rosmarinus officinalis*）是歐美常見的一種香草，曬乾之後可以加入醃肉或菜餚中，相當美味，它也是一種腎上腺疲乏非常合適的草藥，既有鎮靜神經的效果，又可促進微循環、放鬆平滑肌、抗焦慮。

迷迭香在歐美民間向來被用於慢性疲勞症候群、免疫失調、體質衰弱。一般歐美草藥都是一年生草本，但迷迭香是多年生灌木，所以在庭院種一棵就可以長年使用，我覺得是很好的藥用植物。

褪黑激素是最典型的夜間荷爾蒙，只要入夜後光線變暗，松果體就會大量分泌褪黑激素，讓人產生睡意，等到天亮它的分泌就被抑制；相反地，腎上腺皮質醇是最典型的日間荷爾蒙，清晨日出前它開始大量分泌，大約在早上八時達到最高點，然後逐漸降低，到半夜最低。

每天我們的晨昏作息就是受到這個日夜規律所支配。現代人由於長期處在壓力之下，加上晚上點燈時間過長，導致皮質醇分泌過多、褪黑激素分泌過少，而出現許多免疫失衡、情緒起伏、大腦老化等現象。所以，在腎上腺亢奮期，入夜後適度補充褪黑激素可以強化這個日夜規律，把身體拉回平衡點，但在疲乏期則要小心使用。

DHEA是皮質醇的拮抗劑

DHEA是一個很特別的荷爾蒙前驅物質，它可以轉換成男性荷爾蒙「睪固酮」和女性荷爾蒙「雌二醇」和「雌酮」，所以很多人買來吃，希望可以保持性活力。

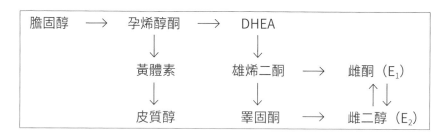

膽固醇 → 孕烯醇酮 → DHEA

黃體素　　　雄烯二酮 → 雌酮（E₁）

皮質醇　　　睪固酮 → 雌二醇（E₂）

DEHA 可以轉換成男女性荷爾蒙

　　它還有很多其他功效，例如改善代謝症候群、改善大腦功能、提高骨密、調節免疫（尤其改善紅斑性狼瘡）、改善卵巢功能。

　　網路上大家對於DHEA為何有這些功能眾說紛紜，講不出一個所以然，其實道理很簡單，因為它是腎上腺皮質醇的拮抗劑（antagonist），意思是DHEA濃度若高，會降低皮質醇的作用。

　　皮質醇太多時，會造成代謝症候群、損傷大腦、流失骨質、惡化自體免疫疾病、降低卵巢和睪丸功能，而DHEA可以拮抗它，有相反的作用。

　　上帝的設計實在奧妙，祂讓我們的腎上腺分泌皮質醇來應急，對身體造成損壞，卻又同時分泌DHEA來保護。從這個角度來看，我們就不會一頭霧水，搞不清DHEA有什麼作用了。

腎上腺皮質醇和 DHEA 作用剛好互補

	腎上腺皮質醇	DHEA
代謝症候群	惡化	改善
血糖	提高	降低
大腦功能	退化	改善
骨質密度	下降	提高
免疫系統	紊亂	平衡
性腺功能	降低	提升

所以，在腎上腺亢奮期，適度補充低劑量DHEA，大約一天5-10毫克，患者會發現服用後沒那麼嗨，比較放鬆好睡。但有一點要非常注意，由於皮質醇會壓抑過敏免應，所以服用DHEA後，皮質醇被拮抗，過敏反應有可能被誘發或惡化。

　　褪黑激素也有類似效果，所以過敏使用褪黑激素和DHEA要注意身體反應，若過敏惡化，就要停用，此時可多曬太陽或補充天然腎上腺皮質醇抵消褪黑激素和DHEA的作用。

　　看起來好像DHEA會提升免疫力、惡化過敏和自體免疫疾病，但很矛盾的是，臨床上很多自體免疫疾病患者使用一天200毫克左右的高劑量DHEA，卻有不錯的效果。

　　這些患者的血中DHEA濃度都太低，所以補充DHEA症狀就改善。為什麼DHEA在高低劑量對免疫系統會有截然不同的作用，會調整Th1／Th2的平衡以及不同細胞激素的濃度，要解釋起來極端複雜，我們就在此省略。但整體而言，不管在哪個階段使用DHEA，我們一開始都要很小心，從小劑量開始嘗試，注意身體的反應，只要症狀惡化就要停用。

　　另外要注意的是，DHEA畢竟是一種荷爾蒙前驅物質，有可能轉變成性荷爾蒙，所以若有攝護腺癌、卵巢癌、乳癌的家族史者就不要使用。18歲以前也不要使用，因為正在發育，不希望影響性荷爾蒙的平衡。DHEA的分泌曲線和皮質醇一致，也是在早晨濃度最高，所以建議早上服用，劑量5-200毫克不等。服用DHEA最好每二個月抽血檢查血中濃度，以不超過4-5mcg／ml為原則。

天然腎上腺皮質醇可以立竿見影

　　DHEA在腎上腺疲乏期要小心使用，如果會讓疲倦感更明顯，就要停止使用。這時該使用的是天然腎上腺皮質醇，通常是從豬取出腎上腺皮質加以乾燥純化製成。我自己試過在嚴重過敏（花粉熱或氣喘）時使用天然腎上腺皮質醇，有立竿見影的效果，但不建議長期使用，在離開疲乏期後

或過敏緩解後，就要慢慢減低劑量，最後停用。

如果連續使用四週以上，恐會養成依賴性，一旦貿然停用就會反彈，也就是說又會出現腎上腺疲乏症狀。至於要不要補充天然甲狀腺素，請參考第108頁詳細說明。

花旗蔘可以派上用場

中醫在治療「腎虛」「腎衰」「腎虧」時，除了補腎培元的藥方之外，有時會端出百藥之王「人蔘」，來大補元氣，例如「獨蔘湯」。

人蔘很貴，但效果快，我發現用在腎上腺疲乏期效果很好，也可以用西伯利亞人蔘（*Eleutherococcus senticosus*）、印度人蔘（*Withania somnifera*）、紅景天（*Rhodiola rosea*）等取代。不過，我最喜歡的還是美國威斯康辛州產的花旗蔘，又稱西洋蔘或粉光蔘，性味比較平和，不寒不燥。

美國威州州政府要求相當嚴格，不准蔘農隨便使用農藥與化肥，而且蔘田種過一次後，七十年內不准再種花旗蔘，只能種玉米之類，所以通常威州蔘成分純淨、藥效較強，我自己感覺威州花旗蔘藥效是大陸產西洋蔘的五倍以上，而且不會有咬嘴等奇怪化學成分的特性（我估計是化肥和農藥所致）。

但也因為要求嚴格、每畝產量低、可種植土地越來越少，加上年輕人口外移，蔘農越來越稀有，所以威州蔘越來越貴，市占率不到4%，仿冒品充斥。

瞑眩反應可遇不可求

我在1997年發現，不管是高麗蔘或花旗蔘，光是喝蔘湯容易「膩」，甚至有「虛不受補」的現象，但是加了生薑泥以後就大大改善吸收與功效。所以，我就把「獨蔘湯」搖身變成「粉薑茶」，效果更加顯著。

蔘粉可補虛、薑泥可散寒，二藥合一方顯效宏。對於腎陽虛，也就是

腎上腺虛弱又怕冷的人非常合適。

但有一個奇特的現象，在腎上腺亢奮期喝粉薑茶，一開始會有頭腦空空、想睡覺的感覺，這是一種好轉反應，也就是中醫所謂的「瞑眩反應」。你只要繼續喝，想睡就去睡一下，或是改成睡前喝，大約一週之後就不再想睡，此時你的身體狀況已大大提升。

這是我在二十年前開始調養身體時的親身體驗。遠在東漢時期，中醫已經提及瞑眩反應，《尚書說命篇》：「若藥弗瞑眩，厥疾弗瘳。」《孔穎達傳》：「服藥必瞑眩極，其病乃除。」瞑眩反應是一個可遇不可求的反應，不必強求，但若發生，是好事。我發現不只粉薑茶，連我診所常用的催化牛蒡、超級排毒配方都常有這現象。

催化牛蒡是抗疲勞的第一首選

牛蒡在日本被稱為是「大力蔘」，也被認為有壯陽效果。我這些年的臨床經驗發現，牛蒡經催化之後，對於慢性疲乏、中老年肌肉無力、預防劇烈運動產生乳酸堆積、腎上腺疲乏、甚至性能力低下，都有明顯的效果，但是喝牛蒡茶、牛蒡湯、吃牛蒡絲，則效果很弱。

在腎上腺疲乏期，每天二次食用催化牛蒡，大約兩週～兩個月左右，整個疲累感不但會消失，而且體力大大增加。這時開始運動，加上多曬太陽，會大大調理體質。對腸胃道功能的恢復，例如消化不良、胃口不佳、便後有殘糞感，改善也很明顯。

若在腎上腺亢奮服用，也可以增強體力，但要注意不要過度使用，還是要多休息。在此階段，不少人會產生瞑眩反應，也就是本來會增強體力的催化牛蒡，吃了之後反而想睡覺，那是非常好的現象。若是如此，則建議睡前食用，等到一兩週瞑眩反應消失了，就改回早上下午各吃一次。

近年來，陸續有些醫療期刊證實牛蒡有抗氧化、清除血中毒素、促進血液循環、抑制某些癌症的生長、增強男性生殖系統功能、逆轉皮膚問題等功效。

台灣南部盛產牛蒡，又被稱為「台灣人蔘」，絕大部分外銷到日本，日本人向來奉為聖品，但台灣人卻不怎麼吃它，這種現象好類似美國花旗蔘產地的威斯康辛州，蔘農不太認為花旗蔘有那麼神奇的功效，自己也不吃花旗蔘，因為取得方便反而不覺得珍貴。

　　大家要注意，凡是被稱為「蔘」者，例如西伯利亞人蔘、印度人蔘、南美人蔘、高麗蔘、花旗蔘等，都適合在腎上腺疲乏期使用。在亢奮期使用也可以，但不要藉此濫用體力。而中藥裡的黨蔘、孩兒蔘效果就弱很多。

 陳博士聊天室

● 腎上腺疲乏和甲狀腺低下是患難兄弟

　　由於臨床上腎疲和甲低有許多症狀非常類似，所以很多臨床醫生都搞不清楚，以致於誤診的現象非常普遍。

　　凡是甲低患者服用甲狀腺素後症狀依舊，或是抽血檢查 TSH、T3、T4 都很正常，但卻還有怕冷疲倦等症狀，那就一定要檢查腎上腺功能，這些異常反應通常是腎上腺疲乏引起。所以通常甲狀腺低下的病人，我們要先治療腎上腺，問題就很容易解決。到底兩者之間的關係如何，請容我細細道來。

　　當我們遇到緊急情況，例如老虎來了，我們腎上腺皮質醇大量分泌的時候，我們只顧著逃命，血糖要升高、力氣要變大、反應要變快，但其他很多生理功能相對之下就不重要了，可以被犧牲。例如此時腸胃會停擺、免疫力下降、新陳代謝可以慢一點（所以甲狀腺低下）、生殖功能都會被按暫停鍵。

　　沒錯，甲狀腺素的生產、分布、轉換都會被抑制，這就是關鍵，也是許多謎團的癥結點：壓力透過 HPATG axis 會造成血中腎上腺皮質醇濃度暴漲與暴跌，進而造成甲狀腺低下。至於詳細的生理機制，請

參考以下幾點：

1. 在腎上腺亢奮期，皮質醇大量分泌，透過負向回饋告訴下視丘不要刺激腦下垂體、不要刺激腎上腺，你猜怎樣？下視丘也會同時命令甲狀腺減少甲狀腺素的製造。

2. 腎上腺皮質醇會把甲狀腺荷爾蒙 T3 轉換成 RT3（Reverse T3，這是不活躍的形式），而不是轉成 FT3 （Free T3，活躍的形式），所以壓力大的時候，甲狀腺素會不活躍，新陳代謝就比較低。

3. 壓力大的時候，白血球會分泌細胞激素（cytokines），而這些細胞激素會讓細胞膜上的甲狀腺素受體比較不敏感，這就是為什麼即使服用甲狀腺荷爾蒙，而抽血報告 TSH、T3、T4 都正常，但甲低的症狀依然存在的原因。

4. 長時間腎上腺皮質醇大量分泌會導致雌激素大量累積，而雌激素會增加甲狀腺素結合球蛋白（thyroxine–binding globu-line，簡稱 TBG）。TBG 是攜帶甲狀腺荷爾蒙在血中旅行的運輸工具，所以甲狀腺荷爾蒙很多待在運輸工具裡，進到細胞裡的比較少，因此就會有甲低的現象。

5. 壓力會壓抑免疫系統，部分原因是因為身體要節約能源，把重要資源留給肌肉和大腦，免疫系統暫時就顯得不重要。部分原因是壓力會促進身體發炎（透過剛才說的細胞激素），所以壓抑免疫系統的話，會抵消這個細胞激素促發炎的因素。
重點是，被壓抑的免疫系統會讓潛伏在體內的病毒活躍起來，有可能會干擾甲狀腺而產生自體免疫甲狀腺疾病，例如橋本氏甲狀腺發炎（Hashimoto's thyroiditis）。另外，長期處在斷斷續續的壓力之下，身體的免疫系統一下被激發、一下被壓抑，也容易誘發自體免疫疾病。

6. 腎上腺皮質醇還會損壞血腦屏障（blood–brain barrier）、腸

壁屏障、肺泡屏障。食物中的小麥麩質和牛奶酪蛋白這類過敏原就會透過腸漏症漏到血液中，讓白血球搞不清楚而誤傷甲狀腺。這也是腎上腺疲乏容易導致過敏和自體免疫的原因之一。

以上講了這麼多生理機制，對讀者來說會不會覺得太複雜呢？但對我來說，就像水落石出，許多我們在臨床看到的現象，現在都漸漸撥雲見日。我在《健檢做完，然後呢？》書中一再強調，甲狀腺低下絕對不能只看抽血報告，而要以臨床症狀為依據。

許多患者明明有怕冷疲倦等諸多甲低症狀，但抽血正常、甚至服用人工甲狀腺素也無法改善症狀，關鍵在於壓力和毒素。

如今透過以上機制，我們可以很清楚看清壓力所扮演的角色，在甲狀腺和腎上線之間有糾纏不清的關係。也讓我們知道甲低患者必須要先排除腎疲的可能性，或先從治療腎疲著手，那就會事半功倍。尤其甲低患者服用甲狀腺素後，症狀若沒改善，還出現心悸顫抖等副作用，那就暗示問題可能出在腎疲。

甲狀腺疾病是內分泌科的大宗，臨床上有甲低症狀的人非常多。從這個角度來看，先檢查腎上腺功能是治療甲低的第一步驟，而非馬上補充甲狀腺素。我最推薦的是腎上腺壓力指數檢測（Adrenal Stress Index），可以居家檢測，把唾液樣本寄回實驗室化驗即可，相當方便。

伏爾泰說：「使人疲憊的，不是遠方的高山，而是鞋裡的一粒砂。」手舉一杯水，一分鐘沒什麼，但如果是一整天，手會廢掉。

同樣的道理，小小的腎上腺皮質醇有巨大的作用，可以讓我們應付緊急狀況、力氣變強、全神貫注；但若我們不懂得收回，長久下去，則會擊垮疲憊的身心，這就是它得到「死亡荷爾蒙」惡名的緣由。健康長壽的秘訣，原來不在深奧的道理，而在知足與放下。

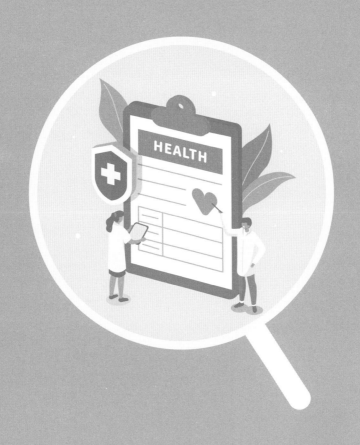

第四章

CBD是明日之星

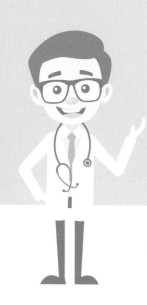

　　我在《做對3件事，年輕20歲》書中提到，人體好像一間房子，隨時都在建設、也隨時都在破壞。若建設大於破壞，人就健康、長壽；反之，人就生病、早衰。

　　本書上一章，我也用生理學來闡述人體的二種運作模式：修復模式、破壞模式。當你常處在壓力之下，交感神經亢奮、貝他腦波主導、腎上腺皮質醇大量分泌，你就是把自己放在破壞模式，長久下來，身體當然就提早衰老、百病叢生。

　　當身體已處於破壞模式，若能啟動副交感、把腦波轉換成阿爾發波、補充DHEA或褪黑激素、補充花旗蔘或催化牛蒡等中草藥，就可以懸崖勒馬，把七零八落的身體拉回來。

　　絕大部分的人不知道，人體其實還有一個秘密武器，那就是ECS，那是極為複雜、運作廣泛、影響深遠的一套系統，可以把一個人從破壞模式，用最快速度切換到修復模式。由於科學界最近才開始揭開ECS的神秘面紗，而且它的運作實在過於複雜，所以我留到本章才單獨闡述。

影響深遠的秘密武器ECS

　　ECS的全名是「內源性大麻素類物質系統」（endocannabinoid system），

通常簡稱內源性大麻素系統。每一個人身上都有這一套系統，幾乎每一個細胞都有這個系統的接受器。

有些人遇到壓力時會製造「內源性大麻素類物質」（endocannabinoids），透過ECS影響全身各大系統，把自己從破壞模式拉回到修復模式，這種人即使忙碌，但吃好睡好，身體依然強健；但有些人卻因為種種因素不大會製造內源性大麻素類物質，導致神經繃得很緊、睡也睡不好、消化吸收不佳、消瘦或虛胖，各種疼痛或過敏纏身、內臟也虛弱。

自然界很奧妙，我們很多毛病都可在自然界可找到解藥。許多植物含有類似內源性大麻素的物質。濃度最高、而且最安全的，首推火麻。火麻是八十年來被世人誤解最深、但卻療效最廣的天然草藥，其中的CBD不但不會上癮、毫無致幻作用，而且研究發現，即使每天使用，十年也不會有副作用與後遺症。

神奇草藥成分CBD

你知道美國最近幾年，成長最快的營養保健品是什麼？答案就是CBD，其熱門程度超過你我想像，可謂爆炸式成長，2018年的全美銷售額只有5億美金，但預計2024年即將達到20億。

不要說網購了，就連超市到加油站好像到處都可看到CBD的身影，廣播電台、電視台、網路隨時也都有人在談論CBD，如果你住美國卻沒聽過CBD，那你就落伍了！

CBD到底是什麼？它的全名是cannabidiol，中文翻譯「大麻二酚」，聽起來好像是毒品，但請不要緊張，雖然大麻和火麻都含CBD，但CBD卻是極為安全的保健品、完全不會上癮、也沒什麼副作用。

CBD是修復模式最強、最迅速、最廣泛，最能對付失控狀態的已知天然成分，尤其是神經系統和免疫系統。舉凡癲癇、帕金森氏症、腦部損傷、過動兒、妥瑞氏症、頭痛、自體免疫疾病、各種疼痛、各式發炎、焦慮、恐慌、失眠、做惡夢，都有明顯效果，如果效果不好，可能只是劑量

不對或配方要再修改。許多被病痛折磨到走投無路的病人，最後藉由使用CBD重拾正常人生。

陳博士聊天室

● 我的立場聲明

　　行文到此，讀者可能心中開始產生疑惑，陳博士怎會觸及這個看起來好像毒品的東西，大麻不是非法的嗎？為了不必要的誤解，我在此先聲明我的立場：

1. CBD是大麻（marijuana）和火麻（hemp）裡都具備的成分，沒有致幻作用，不會上癮。你不會因為大麻和菠菜都含纖維，而不吃菠菜裡的纖維吧？

2. 大麻含有3％到30％的THC，這是它會讓人產生幻覺和上癮的成分；而火麻最多只含0.3％的THC，所以完全不用擔心。
美國 FDA 宣布火麻對人體完全無害，並可治療許多病。2018 年 12 月，美國參議院以 87 票對 13 票通過，並由總統簽署農業法案（Farm Bill），正式把火麻和大麻分開，不再混為一談。法案中聲明火麻是農產品，在五十州境內都可以自由種植、販售、食用；而大麻是毒品，依舊歸類為一級管制物質（Schedule I Controlled Substance），並受到聯邦政府和州政府的嚴格管控。

3. 大麻和火麻同屬同種，外觀也差不多，唯一的差別就是內容物，凡是THC含量在0.3％以下就稱為火麻，0.3％以上就稱為大麻。這就好像黑人和白人，在生物學分類上同屬同種，都是「智人」，拉丁學名是 *Homo sapiens*，因為同種所以可以繁衍下一代，但我們怎麼區分誰是黑人、誰是白人呢？答案很簡單，就看膚色，這就是區別的依據。

4.我個人堅決反對毒品。我不抽菸、不喝酒、不賭博、不碰人工果糖、也拒吃甜食，我反對一切會讓人上癮的東西，當然我也反對吸食毒品，因為吸毒會破壞大腦，讓人失去奮鬥目標，靈魂被毒品牽著鼻子走，也浪費金錢與光陰。

美國青少年吸食毒品相當氾濫，尤其20歲之前大腦還沒完全塑形，吸食毒品會造成一輩子無法挽回的傷害。

5.病人只有在使用CBD無效的情況下，我才可能建議加用THC，也就是所謂的醫用大麻，但這一定要在熟悉此領域的醫師妥善監督之下執行，一切要符合政府的規定，而且一定要從低劑量開始嘗試。我在華州可以合法協助病人使用醫用大麻，正確使用之下，幾乎沒什麼副作用。

為何CBD和THC同時存在？

大自然真奇妙，許多植物中常有互相制衡的成分，例如茶葉中含有令人興奮的咖啡因，也含有令人放鬆的茶胺酸（theanine）。美國小天后泰勒絲說她平時壓力很大，就是食用茶胺酸營養補充品來放鬆。

咖啡在一般人印象中只含咖啡因，可以提振精神，但事實上咖啡也含有令人放鬆的成分。我是不喝咖啡的人，因為一杯咖啡就可以搞得我心悸失眠，但我曾受邀去喝掛耳式沖泡的頂級莊園咖啡，喝了不但沒興奮，還狂打哈欠，害我直說不好意思。主人說這是正常，因為特殊的沖泡方式所溶出的咖啡因不多，但卻把放鬆物質溶解出來了，所以那一杯咖啡讓我放鬆想睡覺。

至於大麻，含有令人很「嗨」的THC，但卻也含有令人「沉」下來的CBD，如同茶胺酸抵消咖啡因的作用，CBD也會抵消THC的作用，這樣植物中互相抵消或牽制的成分不勝枚舉。

我們可以說THC是大麻中唯一一個有致幻作用和令人上癮的成分，其

他的植物性大麻素類物質（phytocannabinoids）幾乎都不會，不但如此，CBD帶頭去讓THC不要對身體產生傷害。

近年來科學界發現它們之間太奧妙了，例如THC會「霸占」細胞上的CB_1受體，而CBD會「卡位」，讓THC不要霸占得那麼緊。

醫用大麻的臨床醫生Bonnie Goldstein, MD發現THC在低劑量使人鎮靜，在高劑量使人焦慮；而CBD剛好相反，在低劑量使人興奮，在高劑量使人鎮靜，在這裡又看到它們之間的互補，而劑量高低則因人而異。

簡單說，我在美國診所的使用心得是，在正常使用劑量之下，例如每次20-50毫克，CBD是放鬆劑，而THC則不建議隨便使用，對某些人可以是放鬆劑，但對另外人可能是讓人驚訝的興奮劑。

大麻和火麻有何不同？

到底什麼是大麻，什麼是火麻？我估計99%的人都搞不清楚。

大麻屬植物（Cannibis）目前常用的有 *Cannabis sativa* 和 *Cannabis indica* 兩個品種，前者比較細長、含THC多，後者比較矮短，含CBD多。

有人可能會誤解，前者是大麻，後者是火麻，但其實不是。這二個品種只是原產地的不同，前者很久以前就在泰國、哥倫比亞、墨西哥等地生長與種植，在1753年之前，只有這一個品種，所以瑞士植物學家命名為sativa（種植的意思）；後者是1785年法國植物學家在印度發現的，植株矮小、葉片肥厚，本來認為是sativa亞種，爭論多年後，升格為種，所以現在稱之為indica（印度的意思）。

雖然原始品種的sativa讓人嗨，原始品種的indica讓人沉，但由於近幾十年多代混和雜交的結果，品種已達數百種之多，所以根據sativa或indica來做區分已無實質上的意義。

美國市售大麻的 THC 含量近年來大幅升高

年代	THC 濃度
1972	1%（全美國平均值）
1990	4%（全美國平均值）
2016	13%（全美國平均值）
2016	18-20%（加州平均值）
2016	15-28%（加州大麻藥局）

近年來大麻的致幻作用越來越強

由於吸食者喜歡「嗨」的感覺，近年來，娛樂性大麻的 THC 含量大幅增加，目前最高紀錄可達33%。但回到1972年，大麻的平均 THC 濃度只有1%，1990年代升高到4%，到了2016年升高到13%，以上是全美國的平均數值。如果是加州的話，又更高了，來到18-20%，而在加州專門販售娛樂用和醫療用的大麻藥局，濃到可高到15-28%。

我在華州遇到一位白人老先生，他說他都自己種大麻來「自用」，因為大麻專賣店的 THC 濃度跟他年輕時的品種比起來，濃度太高了（可掃描右方QR看圖，1937年前的大麻 THC 含量很低，常見於各種酊劑中）。這個現象呈現在  所有會上癮的物質上，甜食、菸酒、THC 都會讓人上癮，嗜吃甜食者、菸槍酒鬼、吸毒者的閾值（threshhold）會越拉越高，所以純度要越純、劑量越大，他們才會更有快感。

我剛到美國時，發現美國南方人一個人一次可以吃下直徑八吋的生日蛋糕，而我才吃一小塊就膩得要命，因為美國南方的市售蛋糕，幾乎可說是糖粉堆積出來的。不過，我發現很多入境隨俗的留學生，半年後就逐漸練就一身好本領，「蛋糕耐受度」越來越高，一次可以吃好幾塊。

簡單來說，火麻和大麻都是同一個品種，可以是 sativa，也可以是 indica，更可能是混合種，外觀也都差不多。以前英文的稱呼通常用 Cannabis 一以概之，在本章 Cannabis 中譯為「大麻屬植物」或「大麻與火麻」。

特別要注意的一點是，以前大麻的 THC 含量並不高，但近年來由於 THC 含量劇增，越來越有必要將大麻和火麻區分開來，二者的差別，就在於 THC 含量。凡是 THC 低於 0.3% 就稱之為火麻，THC 高於 0.3% 就稱之為大麻。

火麻的古往今來

人類從新石器時代就開始使用大麻屬植物，考古學家認為人類在一萬年前開始種植大麻屬植物，大麻屬植物是人類第一種種植的植物，比小麥和稻米還早。幾乎人類各大古老文明都會使用大麻或火麻，中國杭州的河姆渡文化遺址和河南的仰韶文化遺址中都發現了大麻纖維和麻繩。

大麻或火麻纖維也是人類最早利用的纖維，也是地球上韌度最高的纖維，平均 5.6–6.3Gpa，高於蜘蛛絲的 5.4Gpa。美國開國總統華盛頓曾說：「美國的未來要靠火麻」，因為它種植容易、用途很多。

它可以取代塑膠，做成傢俱、器具、建築材料，也可取代棉花做成布料等。棉花其實是汙染環境最嚴重的天然紡織纖維，全球棉花田只占農地 3%，卻使用了 25% 的農藥，平均每一件純棉 T 恤使用了 1／3 磅的農藥；加上種植需水量很大，整染過程中排放的廢水嚴重汙染土地與河川，種植棉花十年之後該土地酸化種不出其他農作物。

相對之下，火麻的纖維比棉花堅韌、需水量小、不需要農藥、可活化土壤、可以吸附土壤中重金屬，蘇俄徹諾堡核能外洩就是種植火麻來吸附土壤中放射線物質；早期的美國牛仔褲很耐磨，就是用火麻纖維製成，但現在已被棉花纖維代替，難怪現在的牛仔褲容易破。

中國大麻始載於《神農本草經》，主要用途為製造麻繩。《本草綱目》李時珍曰：「大麻即今火麻，亦曰黃麻，處處種之。」目前火麻在中

國種植面積非常廣大，也稱為「漢麻」「工業用大麻」，美國人也常稱之為industrial hemp（工業用火麻），總之別名很多。

古埃及用火麻治療青光眼、白內障、痔瘡、陰道出血、癌症、減緩疼痛和發炎，古埃及婦女用它來緩解經痛、減輕焦慮與憂鬱。大麻還被放置於燒紅的磚塊上，透過煙霧治療氣喘。印度會將火麻、肉桂粉、牛奶，混合之後治療腸胃問題。

美國開國以來使用火麻也是極為普遍，1850年到1937年，美國藥典（*The Pharmacopoeia of the United States*）將火麻列為治療一百多種疾病的主要藥物；整個十九世紀，大麻的萃取物在醫學界廣泛被使用，一直到二十世紀初，大部分酊劑都會加大麻萃取，因為大麻素類物質的適應症相當廣泛，可為萬靈丹。

大麻曾經是美國醫師最常開的處方藥前三名之一。1920年代的醫學教科書，有一整章都在講解大麻以及它的適應症。一直到1937年，美國聯邦政府把大麻列為一級管制物質（毒品）之後，連沒有精神活性（psychoactive）作用的火麻也跟著被列入黑名單。

 陳博士聊天室

● **什麼叫做精神活性？**

　　精神活性（psychoactive）是一個醫學名詞，具有「精神活性」的藥物或物質進入體後，作用在中樞神經系統，會更改大腦功能，導致暫時在知覺（perception）、心情（mood）、意識（consciousness）、行為（behavior）方面有所改變。香菸、酒精、咖啡因、毒品（安非他命、海洛因、古柯鹼、搖頭丸、大麻）、精神科藥物（例如抗憂鬱藥物、抗焦慮藥物）等，都屬於精神活性物質。

　　精神活性物質通常會造成大腦短期或長期的傷害，所以若無必要

性，我個人不鼓勵正常人使用這類物質或藥物。這也是為什麼我不鼓勵抽菸、喝酒、喝含咖啡因飲料的原因。

1910年的Flexner Report可說是整個近代醫療改革的濫觴。在此之前，自然醫學醫師和整脊醫師的人數大約是一般西醫的兩倍，但Flexner Report設立新的醫學教育的標準，捨棄草藥療法、同類療法、整脊療法、按摩療法，強調現代藥理學是治病的唯一途徑，十年間，醫學院關閉到只剩下五十家，自然醫學醫學院因此全部關閉，草藥療法被視為不科學。

而與此同時，人工藥物卻蓬勃發展，藥廠開始想要主導醫學界，火麻這種「不科學」的草藥，「充斥」於各種酊劑的萬靈丹，在藥廠的眼中當然被視為阻礙人工藥物發展的絆腳石。

1937年，雖然受到美國醫學會強力反對，但美國國會還是通過了大麻稅務法案（Marijuana Tax Act），禁止使用大麻屬植物的一切萃取物，這包含了大麻和火麻；到了1970年，聯邦政府更根據管制物質法案（Controlled Substance Act）將大麻屬列為一級管制物質。

大麻和火麻被列為一級毒品之後，造成學術研究上的一個很大障礙。想要做相關研究，就要在「聯邦藥物管制局」（Drug Enforcement Administration）註冊一級毒品研究，在州政府的藥物管制單位獲得執照，而且只能從「國家藥物濫用研究院（National Institute on Drug Abuse）獲得大麻材料。種種限制使得人體臨床研究窒礙難行，以至於幾十年來對大麻和火麻的有效性、劑量、安全性、使用方式的了解相當緩慢。

就是上述原因，大麻屬植物一下子就從暢銷用藥被貶為令人聞之色變的毒品禁藥，長達五十年之久。

1964年，被尊稱為「大麻研究之父」以色列科學家Raphael Mechaoulam純化出THC，並確認它就是讓大麻有精神活性的物質。但因為它是管制物質、研究不易，一直到1988年，美國聖路易斯大學的Allyn Howlett才發現相對應的CB$_1$受體。

1990年，國家精神衛生研究院（National Institute of Mental Health）Lisa Matsuda使用THC成功複製老鼠大腦內的CB_1受體，不但確認了老鼠的ECS，更發現人類也是有一樣的ECS；1990年代中期，Raphael Mechoulam又成功確認人體自行合成的AEA和2-AG（內源性大麻素類物質，見第110頁）。

自此以後，ECS的研究開啟了人類大腦的研究，科學界對腦神經科學的認識因此突飛猛進，十年內的進展比過去幾百年加起來還要多。二十年間，有關大麻素類物質的研究論文就高達兩萬篇。以色列由於不受美國大麻管制影響，在這方面的研究領先國際。

第九系統ECS主宰八大系統

講到這裡，我們對大麻和火麻已經有了基本的認識，就先打住。我們回過頭來講ECS。

讀過生理學的人都知道，人體內有八大系統，分別是循環系統、呼吸系統、神經系統、運動系統、內分泌系統、消化系統、泌尿系統、生殖系統，但科學家近年來才發現，我們另外還有一個系統凌駕於這八大系統之上，並且主宰這八大系統。

雖然聽起來這個系統極為重要，是各大系統的老大哥，但諷刺的是，被發現至今已三十年，仍沒有一本醫學教科書提到它。

除了昆蟲之外，地球上每一種動物都有ECS。從嬰兒到老人，從胚胎發育到免疫調節，人體每一個細胞，都深受ECS的影響。

ECS最主要的作用，就是平衡。就好像一個公司的總經理，他的功能就是管理各部門，讓公司順利運作。同樣的，ECS的作用是因應內在和外部的各種刺激，去指導、糾正、與管理全身的各大器官，以使身體處在健康的平衡狀態。乍聽之下有點像自律神經系統，但ECS涵蓋範圍比自律神經系統更廣、作用更複雜。

什麼是ECS？

構成ECS有三大要件，受體、配體、酵素，聽起來很學術，沒關係，我稍微解釋一下：

1.受體（receptors）

受體就是在細胞膜上，專門接收訊號的一個構造，我們可以把它比喻成「門鎖」。ECS最主要有二種「門鎖」：主要在大腦裡的CB_1受體，以及主要在免疫細胞上的CB_2受體。另外科學界最近發現ECS還有其他種類的受體，例如GPR55、TPRV、PPARS，也很重要，但這裡不多說。

2.配體（ligands）

配體就是「鑰匙」，只有特定「鑰匙」才能打開特定「門鎖」，然後啟動一系列反應。人體會自行合成二種「鑰匙」：AEA和2−AG，我們稱之為「內源性大麻素類物質」，而植物中也會有一些「鑰匙」，例如大麻屬植物的THC、CBD，紫錐花的NAAs。

3.酵素（enzymes）

身體自行合成或分解「鑰匙」時，需要合成酵素和降解酵素，很多人喜歡吃巧克力的原因，就是因為巧克力含有N−acylethanolamines，可以抑制AEA的降解酵素FAAH，所以，AEA的作用就比較持久，人就會比較愉悅。

CB₁ 與 CB₂ 遍布全身，影響各大器官與系統

CB₁ 受體位於大腦內與下列功能有關	CB₂ 受體位於身體以下器官	CB₁ 和 CB₂ 受體同時存在以下器官
疼痛感 記憶力和學習力 情緒、焦慮、憂鬱 動作與協調 食欲、噁心嘔吐 愉悅感	免疫系統 周邊神經系統 骨骼	心臟 肝臟 腸胃系統 生殖系統 皮膚

　　CB₁ 受體在中樞神經系統裡最多，也存在肝腎、消化道、肺、眼睛，用來調節壓力、焦慮、食欲、噁心、免疫平衡、抑制腫瘤成長等；CB₂ 受體在免疫細胞的細胞膜最多，例如白血球、扁桃腺、脾臟等，對於對抗發炎、抗自由基、修復組織有最主要的功效。有些細胞會同時具備 CB₁ 和 CB₂ 兩種受體。

　　有一點很奧妙，這些 CB 受體不存在於控制心跳和呼吸的大腦區域，這可以解釋為何吸食大麻過量致死的機率是零。相對之下，大腦內呼吸中樞的鴉片受體（opioid receptors）非常豐富，當高劑量的鴉片類毒品（例如海洛因、methadone、oxycodone）進入體內，會抑制呼吸中樞而導致呼吸停止。

 陳博士聊天室

● 懂得越多，越覺得不足。

　　CBD 的效果非常快速與明顯，很多人以為它直接和 CB₁ 或 CB₂ 受體結合，其實沒有，它充其量只是卡在 CB₁ 受體旁邊，讓 THC 不要緊緊霸占著 CB₁ 受體。

　　CBD 就是用這樣的「干擾」去抵消 THC 對身體可能產生的副作

用，例如致幻作用、記憶減退等。那麼，CBD本身神奇的療效是如何產生的呢？它可能是結合「非大麻素類物質」受體，例如GPR55受體、PPARS受體、TPRV通道。

GPR55可調節、也可控制其他內源性大麻素類物質的產生。PPARS受體可調節代謝恆定的基因轉錄，以及心肌保護和神經保護有關。TPRV是細胞膜上的蛋白質離子通道，跟發炎反應和疼痛有關。除此之外，內源性大麻素類物質例如AEA和2−AG除了會和CB_1與CB_2受體結合，也會結合GPR55、TPRV、PPARS等。

總而言之，內源性和外源性的大麻素類物質如何在體內產生作用，不是三言兩語可解釋清楚的，想要搞清全貌，可能還要一、二十年以上。這就是大自然的奧妙，柳暗花明又一村，懂得越多，越覺得不足。

ECS如何運作？

身體訊號傳遞的方式，在神經纖維上是靠電位差（就像電線導電一樣），到了神經末梢，就產生一些傳導物質，分泌到突觸的間隙中，下一個神經接受到之後，就繼續傳遞這個訊號。而ECS的作用方式，就是在下一個神經的細胞膜上產生一些配體（內源性大麻素類物質），回去結合上一條神經末梢的受體，以命令該神經減少傳導物質的分泌量。

打個比喻，你住在宿舍裡，隔壁寢室電視音量開得很大，你睡不著就去隔壁敲門，客氣地告訴他聲音太大了，他就會把音量調小，那麼你就可以回房安靜睡覺。我們身體很多細胞或器官，就是用回溯式（retrograde）或負向回饋（negative feedback），來做下級對上級的溝通。

所以當身體產生疼痛、受傷、發炎、生病、焦慮、恐慌、噁心、痙攣、厭食、或是其他各式各樣的不平衡訊號時，位於「下級」正常的細胞接受到這訊息，就會透過ECS回饋給有需要調整的「上級」細胞，讓身體

放鬆、安眠、止痛、消炎、進食、消化、吸收、忘記創傷印痕，並進行既深且廣的修復。

義大利科學家 Vincenzo Di Marzo, PhD 是研究 ECS 的權威，他所發表的論文非常值得參考，他說，「ECS 是生命的基礎，它影響我們放鬆、飲食、睡眠、忘記、保護。」（relax, eat, sleep, forget, protect）

ECS 把失控的身體拉回到平衡點

有人很好奇，ECS 如何「保護」我們？舉例來說，科學研究證實，當我們罹患某些疾病時，例如癌症、神經病變、發炎性疼痛、多發性硬化、腸胃問題、創傷症候群、腦創傷、大出血、敗血性休克、高血壓、動脈硬化、帕金森氏症時，ECS 就會被啟動，我們體內就會開始自行合成 AEA 和 2-AG，用這些「內源性大麻素類物質」去「回饋」大腦和身體各大系統，讓我們的身體回到平衡、舒適的狀態。

用我的話來說，ECS 的目地就是讓「失控」的身體恢復正常。但如果你的 ECS 不被啟動呢？或是你無法製造「內源性大麻素類物質」呢？那就麻煩了！這就是神經科醫師羅素（Ethan Russo, MD）在 2003 年提出的一個假說，他說：「很可能就是體內大麻素類物質的缺乏，導致許多人承受偏頭痛、肌纖維症、腸躁症、還有其他難以治療的症狀。」他給這些病人服用醫用大麻之後，絕大部分的症狀都消除了。

自從他的論文發表之後，接著就有一籮筐的論文在呼應這個「內源性大麻素類物質不足症候群」（endocannabinoid deficiency syndrome）的假說，越來越多學者認定這個失調就是許多疾病難以治療的主因。

內源性大麻素類物質不足導致的常見疾病如下：自體免疫疾病、癲癇、偏頭痛、肌纖維症、慢性疼痛、腸躁症、新生兒猝死、心血管疾病、焦慮、憂鬱、精神分裂症（2014 年起中文更名為思覺失調症）、多發性硬化、噁心與暈眩、舞蹈症、帕金森氏症、經前症候群。

陳博士聊天室

● 你是你身體的主人嗎？

我常在診間和講台上，問病人或聽眾：「你是你身體的主人嗎？」若是，為何你想睡覺，卻睡不著？想不過敏，卻偏偏過敏？想要消炎，卻老是在發炎？甚至你不能控制你的心跳、血壓、血糖、尿酸？

我不只一次在健康之音的網路廣播中提到，身體的主人不是大腦，而是自律神經。但這是在我認識 ECS 之前，而且我們以前的認知只是局限在神經系統裡。如今，我們知道第九系統才是身體真正的老大，它凌駕在其他八大系統之上，主宰全身的生理平衡。

這就好比台灣政府的監察院，雖然只是五院之一，但它卻可凌駕在其他府院之上，行使監察和彈劾之權。更不用說 ECS 的執行力可比監察院強大多了！

這個系統既然這麼重要，在 1990 年被發現之後，為什麼三十年過去了，99.99% 的人都不知道，連醫學院的課堂上都隻字不提？（所以醫生不知道是正常的）最主要原因是它的被發現和大麻有關，而大麻被列為一級管制藥物（毒品）。不要說買賣，連研究若未經過授權，都可能屬於非法。

當初的研究是用大麻裡的致幻成分 THC，加上放射線物質後，進入身體後，和 CB_1 受體結合，所以就藉此勾畫出人體 ECS 的藍圖。THC 是外源性的物質，它和內源性的 AEA 一樣，都會結合 CB_1 受體，讓人產生愉悅感。這就是吸毒者很嗨的原因，也是跑步或運動會讓人愉悅的原因。有人可能會說，不對吧！runner's high 不是因為腦內啡嗎？答案請見下頁。

什麼因素會導致ECS失調？

我非常認同羅素醫師在2003年提出的假說，許多難纏的慢性病，極可能和ECS失調有關，但為什麼現代人的ECS不能正常運作呢？

近年來研究發現，可能與以下幾個因素有關：垃圾食物、人工藥物、環境毒素、情緒壓力、基因遺傳。現代人由於飲食錯誤而生病，生病之後看醫師，然後服用人工藥物。這看病標準流程看似再正常不過，但其實大部分人工西藥不但不能糾正ECS，反而更加劇它的失調，形成惡性循環，難怪雪球越滾越大。

怎樣可以讓ECS正常運作？

怎樣可以把ECS恢復正常，或是補強大麻素類物質的不足呢？首先，就是要排毒，把體內殘留的環境毒素盡量透過活化肝臟、清水斷食、春捲療法、流油汗等方法，排出體外，細節請參考拙作《怎麼吃，也毒不了我！》，在此不贅述。

第二，要保持足夠的深層睡眠。睡眠是修復和充電的最佳工具，本書38頁已提及很多，這裡不再贅述。

第三，維持健康的家人朋友關係。大笑和擁抱，都可以促進AEA的分泌，難怪嬰兒喜歡媽媽抱，情侶喜歡互相擁抱，因為擁抱會產生類似吸大麻的愉悅感，開懷大笑也會。

第四，運動。有氧運動30分鐘之後，血液中的內源性大麻素類物質（例如AEA）就會大量分泌，而且它會穿越血腦屏障，讓人產生愉悅感（euphoria）。

大概三十年前，我就常聽說跑步會使腦內啡（endorphin）分泌，而讓人產生愉悅感。但事實上，這是錯誤的推論，真正的機制是ECS，是AEA和CB_1受體結合，而不是腦內啡和鴉片受體結合。AEA也因此有「愉悅分子」（bliss molecules）之稱。另外，身心運動（例如腹式呼吸、瑜伽、八

段錦、太極拳）對 ECS 也有啟動的作用。

　　第五，吃天然食物或補充天然草藥。所謂吃天然食物，就是要吃原型食物，不要吃加工食物和垃圾食物。科學界發現很多植物裡含有類似內源性大麻素類物質，例如黑巧克力、黑松露、十字花科蔬菜、黑胡椒、紅蘿蔔等，所以多吃天然蔬菜就會吃到很多對 ECS 有利的成分。

　　天然香辛料可以多利用，研究發現很多香辛料可以潤飾 ECS。而世界各地的傳統草藥也近年來也被發現含用許多類似內源性大麻素類物質的成分，陸續解開其療效之謎。

　　另外，母奶裡就有內源性大麻素類物質，例如 AEA，會讓嬰兒放鬆與愉悅。胎兒和嬰兒的神經發展非常需要內源性大麻素類物質來「塑形」，講精確一點，就是 AEA 在胚胎發過程中，把不要的神經修剪掉，就像修剪果樹一樣，難怪自古以來，老祖先說胎教很重要，因為母親的言行舉止、情緒狀態，都會透過 ECS 影響胎兒的大腦發育。

含有類似內源性大麻素類物質的植物

1.可可籽

　　黑巧克力的可可籽中含有二種不飽和的 N-acylethanolamines（N-oleoylethanolamine, N-linoleoylethanolamine），它們在結構上和藥理學上非常類似人體內的 AEA，所以可以結合 CB_1 受體、以及作用在 FAAH，以減緩大腦內 AEA 的降解。這就是很多人喜歡吃巧克力的原因，吃了會放鬆、有愉悅感。據說吸食大麻的人若先吃一些黑巧克力，會更嗨一些。

2.黑松露

　　黑松露（black truffle）很珍貴，但很多人趨之若鶩，為什麼呢？難道吃了會很愉悅嗎？2015 年義大利學者發表在 Phytochemistry 期刊證實成熟的

黑松露含有AEA和內源性大麻素類物質的代謝酵素，以此吸引動物吃它，幫它傳遞孢子。

3.十字花科蔬菜

例如芥藍菜、青花菜、高麗菜含有diindolylmethane（DIM），可與CB_2受體結合，而免疫細胞上面含有很多CB_2，難怪吃十字花科蔬菜對免疫系統有幫助。

4.黑胡椒

黑胡椒（*Piper nigrum*）裡含有beta-carophyllene（BCP），雖然BCP只是芳香分子（terpene），但研究發現它居然也可以和CB_2受體結合，讓它對類風濕性關節炎和退化性關節炎有治療效果，另有研究發現BCP也可以提高抗癌藥物的療效。

5.紫錐花

紫錐花（*Echinacea purpurea*）裡含有N-alkylamides（NAAs），可與CB_2受體結合，調節細胞激素（cytokines）的合成，以提升白血球的數目與作戰能力，也就是俗稱提升免疫力。

紫錐花雖然是美國最暢銷的天然藥草，通常用來預防和治療感冒，但其實自古以來美國印地安人不只用它來治療感冒，還用來緩解焦慮、疲勞、關節炎、偏頭痛等，這些療效是不是和醫用大麻很類似呢？這就是因為NAAs有類似大麻素的效果，我們在學術上稱這些成分為「大麻素模仿者」（cannabimimetics）。

6.假向日葵

北美有一種叫作*Heliopsis helianthoides*的觀賞植物，假向日葵（False sunflower）是它的俗名，和紫錐花一樣含有類似的成分與作用。

7.秘魯國寶瑪卡

學名*Lepidium peruvianum*，俗名Maca，向來被認為有壯陽效果，研究證實對更年期障礙和抗疲勞有一定的效果，最近研究分析也是發現它含有N-alkylamides（NAAs）。

8.金鈕釦

學名*Acmella oleraceau*，又稱Spilanthes acmella是印度和南美廣泛被用來治療牙痛的草藥首選，近幾十年來主流醫學期刊證實它的止痛消炎效果非常顯著，療效除了止痛麻醉之外，還包括退燒、消炎、抗病毒、抗黴菌、抗瘧疾、抗氧化、血管擴張、利尿、提升免疫力，而且沒什麼副作用。

我的美國診所裡的牙痛酊劑主要成分就是這個草藥，而它含有N−Isobutylamides，可與CB_2受體結合。

9.永久花

永久花（*Helichrysum umbraculigerum*）是南非的一種蠟菊屬植物，含有類似CBG的成分，而CBG有很好的抗憂鬱、平穩情緒、抗發炎效果。在南非的古老傳統，蠟菊就像火麻一樣，在儀式中被拿來燃燒，而可能有一些精神活性（psychoactive）效果。

10.地錢

地錢（*Liverwort*）是紐西蘭的一種地衣（lichen），2002年研究發現含有perrottetinenic acid，這個成分結構非常類似THC，但目前尚未發現有精神活性作用。傳統上這個草藥用來治療氣管炎、膽囊、肝臟、膀胱的疾病。

11.卡瓦椒

學名*Piper methysticum*，含有卡法椒素（yangonin），可與CB_1受體結合，作用在GABA受體上，達到放鬆神經的作用，但可能對肝臟不太好。

12.烈香杜鵑

學名*Rhododendron anthopogonoides*，產於中國西北高海拔山區，含有 anthopogocyclolic acid、anthopogochromenic acid 和其他類似於 CBC、CBL、CBT 等成分。2011年日本學者分析出這些成分，並發現有抑制肥大細胞釋放組織胺的抗敏效果。

其實，不只是上述植物，在大自然中，千千萬萬的植物中還很多未知成分，等待科學家的發掘。隨著時間的推演，未來我們將會發現更多的植物性大麻素類物質在各類植物中，而可供利用。

第六，直接補充植物性大麻素類物質，例如 CBD、THC、CBN、CBDa、THCa、THCV、CBDV。

可啟動 ECS 的火麻成分 CBD

CBD 是大麻或火麻內都有、而且含量最高的植物性大麻素類物質，CBD 並沒有直接結合 CB_1 或 CB_2 受體，而只是一個「異位調控分子」（allosteric modulator）。

這是 CBD 沒有類似 THC 的致幻性和上癮性的主要原因，所以是極為安全的成分，有研究證實，連續使用十年也不會上癮或有任何副作用。

CBD 有抗發炎、抗氧化、抗抽筋、抗焦慮、抗憂鬱、抗精神病、抗菌、抗腫瘤等效果，它也是止痛劑和肌肉鬆弛劑。研究顯示，服用 CBD 時，腦內的 ECS 活動會增強。CBD 會減緩 THC 代謝成 11–OH–THC，而這代謝物是 THC 致幻和鎮定的主要原因。

總之，當配方中的 CBD 濃度遠大於 THC 時，CBD 會抑制 THC 的致幻性、心跳加快、記憶力短暫消失等副作用。由於隨從效應，有微量 THC 存在時，CBD 的效果比較顯著。

CBD 可以緩解噁心嘔吐、緩解癲癇、緩解發炎疾病、逆轉退化性神經疾病、對抗腫瘤、有效緩解憂鬱、焦慮、恐慌、精神分裂症等精神疾病。

目前有學術論文證實CBD對以下疾病有幫助：阿茲海默症、漸凍人、焦慮症、關節炎、骨質疏鬆、癌症、心血管疾病、肝硬化、腸躁症、克隆氏症、憂鬱症、糖尿病、癲癇、妥瑞氏症、血友病、偏頭痛、多發性硬化、各式急慢性疼痛、噁心嘔吐、帕金森氏症、創傷後症候群、精神分裂症、肌肉筋攣、腦中風、腦創傷。

可影響ECS的大麻成分THC

THC（Tetrahydrocannabinol）是大麻內唯一有精神活性（psychoactive）的成分，它也是大麻會讓人上癮的原因。若吸食過量，可能會產生副作用。

人體自行產生的AEA是「愉悅分子」，讓你感覺滿足、舒適、放鬆，但它作用在細胞膜CB_1受體上的時間很短。不過，當THC取代了AEA，結合在此受體上時，就提供更持久更強效的作用，感到更加愉悅、飄飄然、或是昏昏欲睡的感覺。

THC主要生理作用在緩解噁心嘔吐、刺激食欲、改善睡眠、止痛。目前有學術論文證實THC對以下疾病有幫助：阿茲海默症、漸凍人（ALS）、厭食症、關節炎、自閉症、骨質疏鬆、癌末或愛滋病引起的惡病體質（cachexia）、癌症、腸躁症、克隆氏症、焦慮症、憂鬱症、失眠、糖尿病、血友病、紅斑性狼瘡、偏頭痛、多發性硬化、各式急慢性疼痛、噁心嘔吐、帕金森氏症、創傷後症候群、肌肉筋攣、脊髓傷害、腦創傷。

CBD 和 THC 的生理作用

CBD	THC
不會「嗨」，沒有精神活性	會「嗨」，有精神活性
低劑量警覺，中高劑量鎮定	低劑量鎮定，高劑量焦慮
止痛	止痛
緩解肌肉痙攣	緩解肌肉痙攣

止嘔	止嘔
緩解焦慮與憂鬱	緩解焦慮與憂鬱
抗腫瘤效果	抗腫瘤效果
抗發炎效果	刺激食欲
抗氧化作用	催眠
停止幻聽幻覺	
抗癲癇	
保護神經	

THC 不可任意服用

雖然 THC 對這些疾病有效果，但必須搭配 CBD 使用，因為 CBD 會減緩 THC 副作用（例如致幻性和上癮性）。

我不建議任何人自行嘗試含 THC 超過 0.3% 的萃取物。每個人對 THC 的反應差異非常大，有需要的人，可能可以迅速緩解症狀，但對於沒需要或劑量過大，卻可能產生明顯副作用。例如同樣一杯咖啡，有人喝了興奮到晚上睡不著，有人喝了卻可倒頭呼呼大睡。THC 對每一個人的反應也是因人而異，可能因為體質關係、劑量緣故，有時會有相反作用。

有一次我嘗試一位波特蘭朋友用來替代他嗎啡藥物的 CBD 萃取，入睡前我才吃半顆膠囊，結果當晚所做的夢境全部是彩色螢光，顏色極為亮麗與虛幻，醒來以後天旋地轉 5 小時之久，無法起身。

為什麼會這樣？因為我從來沒有碰過 THC，而我的身體本來就很敏銳，第一次接觸沒有從最微量開始，因此就產生過量的副作用，嚇得我此後不敢再碰含 THC 的萃取物，也更加堅定我呼籲病人一定要從最低劑量開始嘗試植物性大麻素類物質，尤其是會有副作用的 THC。

有鑑於此，臨床上我通常只建議 THC 含量在 0.3% 以下的 CBD 滴劑

（火麻萃取），除非效果不明顯或特殊情況，我才會建議嘗試含THC稍多的醫用大麻。

THC過量的副作用是口乾、暈眩、心悸、眼紅、因吸食而咳嗽，新手可能因為這些症狀而感到害怕與恐慌，還好這些症狀消退以後就好了，短暫THC過量並不會對大腦產生傷害。

使用THC有效果之後，低劑量和間歇性使用，就可以維持療效。有些人使用THC+CBD產生療效一陣子之後停用，症狀並沒有復發，這是滿可喜的現象，表示有些人使用THC+CBD調整ECS後，它自己會維持平衡。

若長期使用而發現需要越來越高劑量才能發揮療效的話，可以停用幾天到一週左右，身體就會恢復對THC的敏感度。如果每天使用而發現效果減弱，可以每週跳過一至兩天，以保持CB_1受體的敏感度。

青少年要避免接觸THC

在美國，高中生吸食大麻的情況相當普遍，我個人對這問題感到憂心。加州某一個城市，居民非常富有、房價非常昂貴、這個學區是滿分，所以重視教育的人都擠到這個學區了。

據調查，這個學區內的高中生90%都有吸毒的習慣，而且他們都是成績優秀的學生，那麼為何要吸毒呢？答案是為了紓解壓力。

不管是好奇也好、舒壓也好，青少年吸毒是一件非常愚蠢的事情。據研究，長期使用大量富含THC的大麻，會干擾ECS。尤其是13歲到18歲的青少年，這個階段大腦主要在發展高階思考（higher-order thinking）和執行功能（executive functioning），前額葉迴路（prefrontal circuitry）正趨成熟，若吸食毒品最容易受影響。因此，除非有明顯的醫學需要，不然18歲以前盡量要避免使用THC。

簡單介紹其他植物性大麻素類物質

除了 THC，科學家陸續發現了一百多種植物性大麻素類物質（phytocannabinoids），例如：CBD、CBDV、CBC、CBG、CBN、THCV 等。其中只有THC有致幻性和成癮性。

在這些植物性大麻素類物質，也只有 THC 有直接結合 CB_1 受體的作用，其他則只是協助體內 AEA 或 2－AG 的功能或製造，甚至可抵消THC對身體的產生的不良反應。從這裡我們可以看到大自然的智慧，在植物中雖有模擬AEA的成分，但卻用其他物質可控制它，避免它過度作用。

1. CBN（cannabinol）

是大麻內僅次於 CBD 和 THC 第三多的成分，新鮮大麻含 THCa，遇熱後降解成 THC，再氧化後就變成 CBN，它只有些微的致幻性。科學界對CBN的認識還不多，但主要認為它在止痛和助眠方面的效果很好，也有刺激食欲、刺激骨質生長、降低眼壓（改善青光眼）、抗菌、抗發炎效果。

2. CBDa（cannabidiolic acid）

是大麻或火麻的新鮮花朵裡最主要的成分，當加熱到 230－300 度華氏時（約 110－150 攝氏溫度），CBDa 會轉化成 CBD，這個叫做 decarboxylation。

CBDa 的 a 是「酸」（acid）的意思，它沒有精神活性，也向來不被重視，一直到最近研究才發現它有極佳的抗發炎、抗腫瘤效果，可謂是新起之秀。它也可以止嘔。它對癌細胞有殺傷作用。體外實驗證實，把癌細胞放在培養皿，再加上CBDa，癌細胞 100% 被消滅。老鼠實驗也證實，服用CBDa的罹癌老鼠，其中30%老鼠的癌細胞消失了。

至於消炎止痛的效果，我則在自己的牙周病上做實驗，睡前塗抹在患牙的牙齦上，日積月累，發揮神奇的功效，牙齒居然救回來了。所以我在美國診所，常用它來治療牙周病、皮膚傷口、咽喉炎等，都有極佳的效

果，外敷消炎的效果是我見過的草藥中最強的。

我有位敏感的病人說她塗在傷口上後，就立刻想睡覺，屢試不爽，有些人的反應真的很奇妙。

我個人觀察它消炎的強度至少是CBD的三十倍以上。我拿自己做實驗，分別把3.97%純度CBDa的火麻萃取粉和99.6%純度CBD的結晶粉末，睡前塗抹在被牙周病所苦的牙齦糜爛部位，不消幾天就可明顯察覺，塗抹前者的牙齦肉很快消炎癒合。

我個人喜歡在拔牙後或深度清除牙結石後，請牙醫師不要上消炎藥與抗生素，我直接塗抹CBDa粉末，感覺很天然，效果良好。

CBDa唯一的缺點，就是口含CBDa後幾個小時，舌頭味覺會改變，喝水或吃食物，會嚐不出原味，這一點就要有所犧牲。

這點可以靠做成膠囊來解決，吞服下去就不會有味覺的干擾問題，對於全身性的關節炎或發炎疼痛也有不錯的效果，但劑量要夠。CBDa也是完全符合美國法律可以自由買賣與使用的天然成分，沒有管制。

CBDa消炎的機制是因為它是選擇性的COX-2抑制者（selective COX-2 inhibitor），藉此抑制前列腺素的產生，而前列腺素是引起疼痛和腫脹等發炎症狀的原因。

人工西藥只有Celebrex有類似抑制COX-2的效果，但該藥有心臟病、中風、腸胃潰瘍等副作用。所以，CBDa是很好的Celebrex替代品。

實驗室研究證實CBDa可以阻止侵略型的乳癌細胞擴散，這是因為啟動了某一個化學物所致，但詳細機制目前不清楚。

3.THCa

THCa是新鮮大麻花才有的成分，加熱後THCa會轉化成THC。THCa沒有精神活性，所以新鮮大麻怎麼吃都沒有「嗨」的效果，必須加熱處理。

研究發現THCa有非常強力的抗發炎效果，就像CBDa一樣。它還有抗抽筋、抗腫瘤、抗癲癇的效果。癌症患者接受化療前會制約式地感到噁心，THCa有抑制那種噁心的功效。

4.THCV（tetrahydrocannabivarin）

在低劑量的時候，是CB₁受體的拮抗劑（antagonist）。拮抗劑的意思是讓其他配體不要和CB₁受體結合。臨床上看到的是當THCV和THC一起服用時，THC作用比較弱。THCV在高劑量的時候，它會和CB₁受體結合。THCV有抑制食欲、抗焦慮、抗癲癇、止痛等效果。

由於它可以減緩顫抖，所以適合帕金森氏症患者使用。它可以阻斷恐慌發作，所以用於創傷後症候群也很適合。

5.CBDV（cannabidivarin）

沒有精神活性，單獨使用或合併CBD使用，都有抗癲癇的效果，適合成年與兒童型的癲癇患者使用。

人工的大麻素類物質藥物

第九系統ECS的主要功用就是在止痛、消炎、抗癌、預防退化性神經疾病等，而現代人由於種種因素，導致ECS的功能失調，內源性大麻素類物質分泌不足，這是為什麼使用CBD或THC可以改善頭痛、肌肉痠痛、慢性疲勞、失眠、腸躁症、癲癇、帕金森氏症、多發性硬化、甚至癌症等疾病。

在網路發達的今天，只要到YouTube上，輸入CBD和Parkinson's或epilepsy，就會看到患者在口含CBD滴劑之後，短短幾分鐘，就把顫抖或癲癇完全舒緩的影片，我當初就是看到這些影片之後，才對CBD產生高度信心，而全心鑽研。如今，我也陸續見證在我的病人身上展現奇效。

英國藥廠GW Pharmaceuticals因知道這神奇療效，也正式推出兩種藥物：Sativex用來治療多發性硬化，主要成分是THC和CBD，比例為一比一；Epidiolex用來治療癲癇和帕金森氏症，95%成分是CBD。

以上這兩種藥都是天然植物萃取，而有些藥廠直接用化學方式，人工合成類似內源性大麻素類物質的成分，而宣稱成分更純化，品質更一致，例如Cesamet、Marinol、Syndros是人工合成的THC。

Cesamet and Syndros 屬於第二類管制物質；Marinol 是第三類管制物質；Epidiolex 是第五類。Sativex 在美國尚未被批准使用。

隨從效應

1998年，以色列的 Shimon Ben-Shabat 以及大麻研究之父 Raphael Mechoulam 發現，單一成分的療效明顯不如伴隨在原植物中存在的其他成分一起混合使用，這叫做隨從效應（entourage effect）。

好比一位將軍獨自出門打仗，不如帶一些隨從，力量會更強大，意思是一樣的。火麻和大麻植物中含有的大麻素類物質目前發現至少有一百種，CBD和THC是最主要的兩種代表。另外有隨從效應的成分可以能高達四百餘種，彼此之間的加乘作用非常複雜，不是目前科學可以釐清的。

從隨從效應的角度來看，雖然藥廠想要分食CBD市場這塊大餅，但純化的大麻素類物質（人工合成藥物），並非重視高療效的自然醫學醫師的首選。

植物性大麻素類物質對哪些疾病有療效？

情緒／行為	
CBD、CBG	緊張
CBD、THC	注意力缺乏／注意力不足過動症 壓力
CBD、CBG、THC	雙重人格 強迫症 創傷後壓力症候群
CBC、CBD、CBG、CBN、THC	憂鬱症
神經	
CBD、THC	韋瑞氏症
CBD、CBN、THCa、THCv	癲癇 癲癇發作

CBC、CBD、CBG、THC、THCa	阿茲海默症 帕金森氏症
CBD、CBG、CBN、THC、THCa	痙攣
CBC、CBD、CBG、CBN、THCv	骨質疏鬆症
CBC、CBD、CBG、CBN、THC、THCa	肌萎縮性脊隨側索硬化症
其他	
CBD、THC	氣喘 疲倦 高血壓
CBG、THC	青光眼
CBD、THC、THCa	愛滋病
CBC、CBD、CBG、THC	肌肉萎縮症
CBC、CBD、CBDa、CBG、THC、THCa	癌症
疼痛／睡眠	
CBC、CBD、CBDa、CBG、CBN、 THC、THCa	發炎 關節炎
BC、CBD、CBN、THC、THCv	疼痛
CBC、CBD、CBN、THC	失眠
CBD、CBN、THC	纖維肌痛症
CBD、THC	脊椎損傷 幻肢痛 偏頭痛／頭痛 抽搐 睡眠呼吸中止症
消化道	
CBD、THC、THCa	克隆氏症
CBD、THCv	糖尿病

	噁心
CBD、THC	腸胃不適
	惡病體質
	厭食症
	食欲減少

植物性大麻素類物質的適應症

臨床運用與心得

雖然十年前我在加州診所就有病人求診，希望我能開立醫用大麻，治療他們的疾病，但那時我對這領域涉獵不深，況且醫學院根本隻字未提大麻的作用。

大約在五年前，我一位白人朋友的母親因為食用含大麻的甜點之後大幅改善癌末病情，開始引起我的專業興趣，讓我卸下戒心。後來陸續參加了好幾個醫學會議都有提及醫用大麻與CBD的使用，此時CBD開始漸漸鬆綁。

2018年底美國總統川普簽署農業法案之後，完全開放CBD的使用與販售，我才真正卸下心防，因為既有效又合法，不必擔心聯邦法律的限制。

我對CBD了解越多，就發現越多人需要它，包括我的親友與病人。於是開始把自己當白老鼠，實驗各種來源的CBD，並開始報名醫用大麻的醫學研討會，展開CBD的神奇充電之旅。

了解越深，越發現這是一個極需要被撥亂反正、而且應該廣為運用的神奇天然草藥。許許多多疑難雜症、不治之症，在CBD和其他植物性大麻類物質的正確使用下，可能會奇蹟式地康復。我的目的就是要善用這個秘密武器，解救在水深火熱之中的病人，提高他們的生活品質。以下就來分享我對各個疾病或症狀的臨床經驗與心得。

1.癌症

由於被列為一級管制物質，截至2016年為止，只有西班牙一件人體實驗使用大麻做抗癌藥物。但卻有越來越多細胞實驗證實CBD和THC都可誘導癌細胞凋亡、抑制腫瘤生長、抑制癌細胞轉移、抑制血管增生。除此之外，最近多篇研究證實這些植物性大麻類物質和化療藥物一起使用時，可以加強抗癌療效。

雖然美國聯邦政府還是把大麻列為一級管制物質（意思是不准使用），但美國至今已有二十九個州開放大麻作為醫療用途，八個州作為娛樂用途。

在這些州裡，越來越多走投無路的癌症病人只好嘗試使用CBD和THC，結果不但症狀明顯改善，甚至有數千名患者的癌症幾乎完全消失。有更多患者雖沒有「痊癒」，但本來被判只有幾個月可活，卻因此多活了好幾年。

前面提到那位白人朋友的母親，她因癌末而厭世，每天都躺在床上，也不想吃東西。結果朋友給她吃了含醫用大麻的糕點之後，她開始想吃食物，也會自己起床四處走動，一天比一天改善，後來整個人就「好起來了」，效果很明顯。

這二十年來，找我諮詢或看診的癌症病人很多，既然這個東西可以提高癌患的生活品質，甚至可以逆轉癌症，而且屬於自然醫學醫師的執業範圍，在專業良心方面，我就應該把它搞清楚。近幾年，整個美國一般大眾和醫學研討會都在熱炒CBD的主題，所以乾脆把它列入我的工具箱裡了！

2.糖尿病

2006年發表在自體免疫期刊（*Autoimmunity*）的動物實驗證實CBD可以大幅降低第一型糖尿病的罹患率，從86%降到30%，也大幅降低血中細胞激素、IFB-gamma和TNF-alpha。解剖發現胰臟的組織發炎大幅減少。

2008年發表在神經藥理學期刊（*Neuropharmacology*）的動物實驗證實剛開始出現第一型糖尿病症狀時，馬上給予CBD，就會停止病程進展，這

是由於強化了抗發炎反應的緣故。

2010年發表在美國心臟學院期刊（*Journal of American College of Cardiology*）的動物實驗證實CBD明顯減緩第一型糖尿病的併發症，例如心肌病變、氧化壓力、發炎、細胞壞死、纖維化等（以上實驗所用的是CBD，不含THC）。

以上是針對第一型糖尿病的研究，至於第二型糖尿病，也有不少動物實驗，例如2013年營養與糖尿病期刊（Nutrition & Diabetes）證實THCV改善葡萄糖耐受度、胰島素敏感度、改善三酸甘油脂。

2006年和2010年的研究證實CBD可以預防和糖尿病引發的視神經病變；2007年研究證實CBD可減緩糖尿病併發症，例如高血糖引起的動脈硬化。

當我第一次聽到CBD對糖尿病有幫助時，其實心裡有點存疑，這有可能嗎？但第一型糖尿病其實就是自體免疫疾病，和類風濕性關節一樣，既然CBD可以抗發炎、調節免疫系統，當然預防和逆轉第一型糖尿病就不足為奇了！況且上一章我們一再強調自體免疫疾病和腎上腺疲乏的互為因果關係，還記得CBD是逆轉腎上腺疲乏的重要工具嗎？

至於第二型糖尿病，除了飲食之外，壓力也是一個重大誘因（詳見第78頁說明），所以又回到腎上腺疲乏的問題上。此外，糖尿病的併發症都是末梢神經血管出問題，而CBD透過ECS在這方面的功能是很明顯的。

從2012到2015年，有十幾篇人體研究（終於不是動物實驗了）證實吸食大麻和糖尿病、空腹胰島素、胰島素抗性、腰圍，都呈現負相關，2012年發表在美國醫學期刊（*American Journal of Medicine*）更是統計了10,896人證實吸食大麻者罹患糖尿病較少。

當然這種負相關的統計不能證明因果關係，但從理論上來看，是有可能的，因為絕大部分的大麻素類物質都有放鬆和消炎的功能。而從實務上來看，我發現吸食大麻的人好像悠哉悠哉的，也比較少生病。

雖說如此，我還是反對吸食大麻，倒是CBD這個不會上癮而且完全合法使用的保養品，可以建議給有糖尿病的前期病人和確診病人作為保護之用。

有些病人找醫用大麻的醫師看診，本來只是要解決其他問題，例如慢性疼痛、失眠、焦慮、關節炎，沒想到使用 CBD 之後，血糖變得比較穩定，睡眠也更好（清晨的血糖擺盪減少了）、也比較常運動。所以從臨床經驗看來，CBD 對糖尿病整體而言，不管第一型或第二型都是有幫助的。當然對第三型也是有幫助的。

3.癲癇

　　癲癇在主流醫學是一個棘手的疾病，儘管抗癲癇藥物不斷問世，但至少還有33%的患者服藥無效。

　　Bonnie Goldstein, MD 是我參加過醫學會議中相當敬佩且專精醫用大麻的醫師，她之所以對這領域極感興趣，就是因為她母親長期深受癲癇藥物副作用之苦。

　　很多西醫一開始聽到醫用大麻，都是敬而遠之，但看到效果之後，深入了解，就成了推廣者。Alan Schackelford, MD 就是其中一位，他一位小病人每週癲癇發作300次，試了17種藥物都無效，最後要服用馬專用的鎮靜劑之前，母親苦苦哀求試試醫用大麻，結果你猜怎樣？發作頻率降到零。

　　CBD 在癲癇方面的人體實驗相當多，效果也都不錯，例如2013年哈佛大學、2015年 UCLA 醫學院都用 CBD 油大幅改善癲癇的發作頻率，甚至11-14%患者從此不再有癲癇。這是令人振奮的消息，因為癲癇發作會造成患者和家人相當大的不便或痛苦。

　　我在幾次醫學會議都親自目睹罹患頑固型癲癇的小孩和父母到場做見證，本來每天發作50次癲癇的小女孩，服用 CBD 之後，完全不再發作；另一位每天發作200次的小男孩，減緩到每週發作一兩次，就是這些案例在背後推廣 CBD 的合法化。

　　你可以想像每天發作50到300次癲癇是多麼麻煩的事，而且嚴重干擾學習與生活，治癒之後，又是多麼興奮。就在幾年前，使用 CBD 還會擔心觸法，但現在 CBD 已完全合法，是患者的一大福音。YouTube 上有很多相關影片活生生記錄小孩癲癇發作，滴了 CBD 滴劑之後，不到一分鐘，癲癇

就慢慢緩解了！如果不是親眼看到，一般人不會相信CBD的神奇效果。

我也在我的病人中陸續見證CBD對癲癇的效果，有一位癲癇患者服用CBD後不但不發作了，而且還說頭腦變清楚了！沒錯，臨床上很多癲癇患者使用CBD後，頭腦變清楚、記憶力改善、情緒變好、睡眠變好、胃口變好、動作變協調，甚至人際互動變好。讀者若把本章前述CBD和ECS在大腦裡的運作搞清楚，就不會感到意外了，因為，癲癇就是內源性大麻素類物質嚴重缺乏的表現。

此外，我這幾年所身體力行與大力推廣的生酮飲食，也是治療癲癇的利器，詳見拙作《高醣、低醣、生酮，怎麼吃才適合我？》。CBD加上生酮，就可徹底解決癲癇、妥瑞氏症這些大腦不正常放電所產生的疾病！這些不幸的患者可以不必再遭受痛苦，也不必擔心萬一發作產生意外，只要稍作飲食調整加上服用CBD，從此就可過正常人的生活了！

不過有一點要特別注意，癲癇患者如果有服用抗癲癇藥物，不可驟然自行停藥，必須要在醫師指導之下，慢慢加入CBD、慢慢減少抗癲癇藥物，我在診所都跟病人說這個過程叫做「轉藥」，而且要慢慢來。

抗癲癇藥物和CBD之間會有交互作用，若一下加太快，怕有副作用，若減太快，又怕誘發，所以還是要找熟悉CBD的醫師來轉藥比較安全。

4.各式疼痛

不管是肌肉關節疼痛、偏頭痛、三叉神經痛、還是越來越多人罹患的肌纖維症（fibromyalgia），都有可能是身體缺乏內源性大麻素類物質、不能緩解疼痛和炎症所造成。而使用CBD可以補充內源性大麻素類物質不足的問題，而達到明顯的效果。

大麻用在治療頭痛或止痛已有數千年歷史，我個人曾經合理懷疑失傳多年的華佗「麻沸散」是不是含有大麻的成分呢？不然藥方為何會有「麻」這個字呢？

後來我發現民國24年發行的《藥物圖考》也是有類似的看法，該書作者楊華亭中醫師也是親嚐眾藥，不是人云亦云之輩，他的著作可信度很

高。清朝李時珍的《本草綱目》也提到「八月採曼陀羅花、七月採火麻子花，陰乾、等分為末……割瘡灸火，宜先服此，則不覺其苦也」。綜合我對各種草藥的了解，我推測大麻花很可能就是失傳多年的麻沸散主成分。

肌纖維症患者的血液中glutamate濃度比一般人高。這是一種興奮性的神經傳導物質，當它累積時，會造成發炎和破壞。到底CBD如何影響ECS而改善各種原因造成的疼痛，現在還沒有明確的解釋。但目前我們發現這類病人在大腦裡對於疼痛訊號的處理異於常人，導致他們比較怕痛、對疼痛很敏銳。

使用CBD後，大部分人的疼痛會緩解，有些人需要加入THC效果才好。有少部分人雖然說疼痛沒有緩解，但他們比較「不在乎」了。也就是說，疼痛還在，但「不影響」了！

親愛的讀者，你不覺得這樣的描述很有意思嗎？疼痛是一種很主觀的感受，這類描述常見於吸食大麻或使用CBD的人身上，我認為是ECS比較平衡，所以疼痛雖存在，但比較不會太強烈的一種保護性感覺。

 陳博士聊天室

● 醫用大麻是嗎啡濫用的最佳替代品

美國疾病管制中心（CDC）統計超過1／3的美國人有疼痛的問題，2019年服用的非處方止痛藥高達54億美元；而鴉片類止痛藥濫用則更加嚴重，所造成的經濟負擔高達每年785億美元，包括醫療成本、損失的生產力、戒癮治療費用等。

美國每天有128人因鴉片類藥物過量致死（2018年統計），所以選擇替代止痛藥是刻不容緩之事。

我有一位住在奧勒岡州的醫界朋友，他由於肩關節磨損殆盡，每天需服用嗎啡才能止痛。結果二十年下來不但用量越來越大，還導致他嗎啡上癮。好消息是2019年成功使用特殊比例的THC+CBD完全取

代嗎啡，他終於可以過正常生活。

醫用大麻是非常合適取代嗎啡或其他鴉片類藥物的藥物，最主要原因是大腦在呼吸中樞和心跳中樞沒有CB受體，所以大麻是致死率為零的毒品，被歸類為一級管制物質實在很冤枉它；而嗎啡致死率極高，才被列為二級管制物質而已。

鴉片類藥物是美國常用的止痛藥物，包括嗎啡（morphine）、oxycodone、hydrocodone、fentanyl、tramadol，也包括非法毒品海洛因（heroin）。

它們有些取自於罌粟，有些人工合成，會結合人體的鴉片受體。由於鴉片受體不像CB受體廣存全身細胞，而且過量會抑制呼吸中心而致死。

目前全美國每年有43070人因為鴉片類藥物過量而死，預計未來十年會殺死50萬美國人；菸酒也是讓人上癮的物質，但卻不在管制物質名單內，任何成年人都可自由買賣。

根據美國疾病管制局統計，2010年全美有25692喝酒致死案例、44000抽菸致死案例和37792處方藥致死案例（主要是止痛藥和抗焦慮藥）。醫用大麻或THC＋CBD滴劑相對之下致死率最低（零），潛在的傷害最小，甚至比酒精和菸草更不容易上癮，所以是值得醫界重新考慮的重症止痛藥首選。

5. 青光眼

青光眼是眼壓過高所造成，嚴重時會壓迫視神經導致失明。造成的原因是水漾液進入眼球的壓力比離開眼球大，我個人認為是出口比較僵化所造成，所以我常建議大量使用維生素C軟化結締組織，並且使用花青素、葉黃素、DHA等護眼營養品，效果也不錯。

CBD和THC都可以暫時舒緩眼壓，也可以保護視神經不易受破壞，但我認為還是要用營養品改善眼球的整體結構健康著手比較治本。

6.多發性硬化

多發性硬化也是一個難治的自體免疫疾病，是免疫系統攻擊自己大腦和脊髓裡神經細胞的髓鞘（myelin）所致。我以前在當治療師的時候，看過不少這類病人，從行動不便、疲倦無力、肌肉痙攣、講話緩慢、視力減退到坐輪椅和臥床，整個進程在主流醫學裡幾乎束手無策。雖然可用免疫抑制劑壓抑症狀，但卻有不少副作用，而且可能會加速惡化。

使用CBD或THC治療多發性硬化的實驗不少，主要是圍繞在英國藥廠所生產的西藥Sativex上，前面說過，這是含有CBD：THC同等份的天然藥物，而且是在全球27個國家批准，唯一可以有效治療多發性硬化引起的肌肉痙攣、周邊神經病變、疼痛的藥物。

2002年路透社報導，50%的多發性硬化病人使用醫用大麻。CBD和THC舌下吸收，對於放鬆肌肉、改善疲倦、減緩疼痛、改善憂鬱、減輕疼痛、減少尿失禁，都很快見效，還可以保護神經和提升免疫力。

1998年，我在巴斯帝爾大學念自然醫學系時，副系主任史乃德醫師（Pamela Snider, ND）說她在念自然醫學之前，就是多發性硬化患者，但她因自然醫學而重獲健康，所以可以看病人、教書，還有執行行政工作。

這對於看過很多多發性硬化病人惡化的我來說，是非常令人感到好奇的。自然醫學向來是從飲食調整、抗過敏、活化肝臟排毒功能這幾個方向著手，現在CBD已經可合法使用，所以治療起來就更得心應手了！

7. 帕金森氏症

帕金森氏症曾經是相當麻煩的疾病，它是因為大腦基底核（basal ganglia）裡負責運動的神經不再分泌多巴胺所致。

致病機轉目前尚不清楚，有人說跟農藥或殺蟲劑有關，而我臨床發現好像容易發脾氣的人老了之後，比較容易罹患。主要症狀就是想要拿東西時手會顫抖、很難啟動步伐、言語行動的協調度越來越差，最後會導致憂鬱、認知退化、睡眠障礙與精神疾病。

主流醫學的療法就是多巴胺藥物。在捷克的339人實驗發現使用醫用大麻之後半數減緩，若能使用三個月以上效果更明顯。

2004年發表在動作異常期刊（*Movement Disorders*）發現長期使用是關鍵。近年來的實驗越來越多，CBD除了可以減緩帕金森氏症之外，使用四個月也可明顯緩解其引起的精神異常，例如思考障礙、退縮、幻覺、睡眠障礙。

在我的診所裡，目前治療帕金森氏症有三大天然方法。一是生酮飲食，二是刺毛黧豆（*Mucuna pruriens*），因為含有天然多巴胺成分，三是CBD滴劑舌下吸收。

我發現不同患者對不同CBD配方的反應不同，執筆此時，我還沒有結論到底哪一個配方最有效。若我有最新發現，會在我的美國診所官網公布。

不過，YouTube上倒是有很令人振奮的影片，例如掃描右方的QR CODE，你可以在影片中看到渾身顫抖不停的患者，在舌下吸收CBD兩分鐘後恢復平靜與放鬆。

凡是大腦的問題，似乎透過 CBD 不同配方，穩定ECS之後，都可獲得改善，只是有些患者要花比較多的時間嘗試不同的大麻素類物質比例。

8. 創傷後症候群

創傷後症候群（post-traumatic stress disorder, PTSD）通常發生在經歷戰爭、車禍、或重大驚嚇後產生，一般人在六個月內可以自行調適而恢復正常生活，但有些人卻不行，而持續有做惡夢、回憶（flashbacks）、睡眠困擾、焦慮等問題。

主流醫學的治療方式不外乎抗焦慮藥物、抗憂鬱藥物、抗精神病藥物，但這些藥物對大腦都有相當程度的副作用，而且對有些人來說，症狀並未緩解。大腦的amygdala有高濃度的CB受體，而同時這區域掌管焦慮、恐懼、記憶、情緒反應。當這個區域被內源性大麻素類物質（AEA或2-AG）或植物性大麻素類物質（CBD或THC）啟動時，焦慮和恐懼都會

減少。

　　2013年分子精神學期刊（*Molecular Psychiatry*）證實PTSD患者的AEA濃度較低。2009年研究也證實類似THC的人工藥物nabilone可以明顯減少72%PTSD患者的噩夢、改善睡眠、減少白天創傷事件回憶（flashbacks），而這些患者是對其他精神科藥物無反應的。

 陳博士聊天室

● **白斑症如何治療？**

　　我2002年從美國的醫學院剛畢業那幾年，看了很多車禍病人，一方面是因我有復健的基礎（台大復健系畢業），一方面我在華盛頓州有針灸執照，再加上我剛考上華州的自然醫學醫師執照，所以針灸、復健、自然醫學集於一身，自然就吸引了很多車禍病人來看診。

　　我還記得有一個小學五年級的墨西哥裔小男孩，後背長了一大片白斑（vitiligo）。我問他爸爸何時開始，他說是在小學一年級時，全家出遊發生車禍，他從那時開始，後背就長出一小點白斑，後來白斑越來越大，四年後就蔓延全背。

　　不管對西醫、自然醫學、或中醫而言，白斑都不是容易治的病。甚至目前連致病原因與機轉都不清楚。那時的我，雖然一下就發現這小孩的白斑是壓力引起，因為他車禍之後有創傷症候群，驚嚇的陰影與壓力揮之不去，於是他的白斑就越來越大。

　　不要說小孩，連很多成年人經歷車禍之後，都有好幾年不敢開車，就是這個原因。但要幫一個小孩舒壓，而且是心理創傷引起的一大片白斑，要逆轉實屬高難度。

　　二十年前，沒有人知道CBD。如果時間可以倒轉，我現在會使用CBD來治療這男孩的創傷症候群，他的白斑就會開始緩解。

　　我在上一章提過，處在大量壓力之下，腦下垂體在分泌ACTH刺

激腎上腺分泌皮質醇的時候，也順便分泌了黑色素刺激素，所以壓力驟增時，人的臉色會變黑，全身某些皺折處也會變黑；而長期如此會有白斑產生，截至目前為止，我還沒看到任何教科書或論文闡述壓力如何造成白斑，但我推測是皮膚上的黑色素細胞受到黑色素刺激素的長期刺激，可能「累了」或「突變」了，以至於不再產生黑色素，於是該處皮膚就產生白斑。

正常人在持續的壓力刺激下，ECS 會出面調適。剛開使皮質醇濃度高、AEA 濃度低；但只要壓力持續，皮質醇就會下降，AEA 就會上昇。這位男孩就是沒有產生後面的調適，長期處在破壞模式，黑色素細胞就受不了了。所以最佳的治療方式，就是補充外源性大麻素類物質，例如每天早晚口服全光譜 CBD，它就會促進內源性大麻素類物質 AEA 的作用，讓 ECS 活絡起來，讓身體啟動修復模式，再加上其它促進 ECS 的各種因素，白斑才有機會逆轉。

9. 思覺失調症

思覺失調症（schizophrenia，即精神分裂症，台灣於 2014 年正名為思覺失調症）是相當難治的精神科疾病，大約占總人口 1% 左右，有錯覺、幻覺、動作失常、無組織思考、情感平淡、社會退縮、生活缺乏樂趣等症狀。

近年來研究發現，患者可能是內源性大麻素類物質缺乏，導致患者的大腦內 CB 受體偏多，而不能有效負向回饋上級神經元，導致大腦多巴胺和血清素過度分泌。

2005 年的雙盲研究證實服用 CBD 二至四週，可明顯減少患者的精神症狀。2012 年研究證實 CBD 可抑制降解 AEA 的酵素，而減緩症狀。

值得注意的是，有精神病遺傳傾向的青少年若在青春期大量長期使用 THC，會增加精神分裂症的發病機率。所以精神分裂症患者應盡量避免使用 THC 或吸食大麻，而應盡量使用 CBD。

10.創傷性大腦損傷和脊髓傷害

我曾經認識一個年輕人，自從摩托車車禍之後，他整個人的思考和反應就不一樣了。我也在復健科看過數以百計的病人在腦部受傷或脊髓損傷之後，不但要辛苦做復健，而且大多數不能回復到以前的正常生活。很多人必須長期服用安眠藥、抗憂鬱藥、抗焦慮藥、抗癲癇藥、止痛藥等。不但如此，還不能避免走向大腦失智和神經退化之路。

目前人體實驗雖然不多，但很多動物實驗卻發現CBD在中樞神經創傷扮演了一個非常重要的角色。

例如大腦受傷後，大腦馬上分泌大量內源性大麻素類物質。大麻素類物質可以減緩腦細胞受損所釋放化學毒素的強度與持續時間，也可以緩和腦細胞受傷後的腦部發炎反應。

多篇研究證實，人工大麻素類物質已確定可保護腦細胞免於凋亡與受損。在大腦缺氧與缺血之後，馬上給予CBD，可以減緩72小時內的神經損傷、大腦水腫、癲癇，而且可以加速動作表現的恢復。

簡單說，CBD具有神經保護性，對於任何神經損傷，我強烈建議在第一時間就服用CBD，每天二至三次，若患處是在末梢神經，也可以用塗抹的方式經由皮膚吸收。即時使用CBD可以減緩症狀與加速痊癒，而且沒有副作用。另外一個好處是可避免長期使用前述西藥，以減少肝腎毒性。

 陳博士聊天室

● 我的CBD研發故事

我美國診所常用天然藥物都要經我精挑細選並反覆試驗之後才能正式推出給病人使用，CBD也不例外。2019年我拿到CBD原料之後，反覆驗證，在自己和親人身上看到神奇效果之後，我才決定著手開始生產。

我先是發現它對於噁心嘔吐有很好的效果。有一天父親午飯後

感到噁心反胃，這問題已困擾他許久，時好時壞，我很清楚是這是大腦萎縮加上血糖擺盪所致。我請他口含 35 毫克的 CBD，並躺下來休息，說也奇怪，不但半小時後舒緩，接下來二週都沒有再復發。從此，我就請他以後若有噁心想吐的感覺，就口含一點點 CBD，之後我就很少聽說他有這類問題發生。

那時，剛好我正在搶救家母的急性腎臟發炎，那是大量服用感冒藥所引起，我用針灸、按摩、酊劑、營養品，多管齊下，很快逆轉危急病況，化險為夷。至於腎炎引起的腳踝水腫，我就用 CBD 做實驗，比較腫的那一個腳踝塗 CBD 軟膏，比較不腫的那一邊不塗。結果兩天之後，有塗 CBD 的腳踝消腫了，沒塗的維持原樣，所以我的結論，是 CBD 外塗對水腫也有效果。

後來，有一天我在研發從美國原料展帶回來的眾多樣品時，有一個樣品粉末一試吃之後，心臟跳得很快，甚至會疼痛，我認為是裡面有汙染或溶劑殘留，但怎麼辦呢？趕緊口服 35 毫克 CBD，好像奇蹟似地，所有不舒服症狀五秒後開始舒緩，大約 3、4 分鐘後，一切恢復正常，要不是我親身體會，我不敢相信 CBD 的效果這樣神速。

又有一天，我要去攝影棚錄影，結果高架橋上交通堵塞，眼見我就要遲到了，但車子卻龜速前進，心情超緊張，心臟跳很快，怎麼辦呢？想到剛好手邊有 CBD，就口含 35 毫克，果然很有效，整個心情輕鬆下來，一直到進攝影棚、錄製節目，都心平氣和、沒有緊張。

我很肯定 CBD 對於緊急狀況所造成的失控狀態，有很明顯的舒緩效果，也可保護身體免於進入破壞模式。後來每當我遇到壓力或睡不著覺，我就會滴這個滴劑。

2019 年底，由於我的美國診所業務重新啟動，相當忙碌，內人也幫了很多忙，有時忙到不好入睡，也就是進入到所謂的腎上腺亢奮期，我給內人試了 CBD 之後，她覺得大有幫助，後來習慣性每晚都會滴 1 毫升（含 30 毫克 CBD）才入睡。

我也在親友身上看到神奇效果，例如個性變得比較溫和、焦慮比

較少、負面思考比較少、夜尿頻率減少等，甚至一位朋友多年的恐慌症也漸漸消失。

我在見證許多效果之後，就決定要在病人身上開始使用，這就是我診所裡大部分天然藥物或營養品的研發標準過程，我非常注重自己和周遭人的身體反應，絕不會輕信廠商的片面之詞。

為了找尋最好的火麻萃取和CBD原料，我真的費了很大苦工，也嘗試了眾多樣品。其中有一個聲稱是科羅拉多州生產的火麻萃取，銷售員講得很完美，分析報告（COA）看起來也很正常，但我一吃就心悸，很不舒服。

給內人吃、給家裡長輩吃，也是一吃就不舒服。奇怪，這個完全不含THC的火麻萃取怎會如此怪異？我合理的懷疑它的原料是從外國混進美國，含有重金屬或農藥等汙染物。由於美國火麻和大麻的市場非常龐大，有些開發中國家就大量種植，非法走私進入美國。

更有一次參加醫用大麻的醫學會議，展場有很多攤位，其中一個攤位的所有成員突然被聯邦調查局（FBI）用手銬帶走，沒人知道原因，但我猜測是那家公司非法走私火麻或大麻進入美國，FBI就來個甕中抓鱉，到展場來人贓俱獲。

美國的火麻或CBD市場雖然爆炸式成長，但卻引來許多唯利是圖的人士，造成市場混亂、品質參差不齊，我試吃過很多無效的產品，也嘗試過對身體有害的樣品，所以，在選購時要睜大眼睛，謹慎再謹慎，遇到不適就不要再吃該產品。

如何決定CBD劑量？

永遠先使用CBD，不建議一開始就使用THC含量大於0.3%的配方。

永遠先從最低劑量開始，至少等1小時看效果。若感覺不到效果，再重複一次該劑量，如此可重複數次，直到發現最佳劑量為止。

使用這個最佳劑量一週後，再看看要不要微調。用此方法可避免過量使用。記下所有使用後身體的反應，有必要時與醫師討論。若重複數次都無效，則考慮選擇不同配方比例、來源、劑型。

每個人體質不同，ECS的反應不同，別人用這配方和劑量有效，不表示你也會有效。若真的無效，則可考慮使用THC含量稍高的配方，但這需要醫師證明，不可自行到大麻店購買使用。

謹記「少即是多」（less is more），不要有「服用越多，效果越好」（the more, the mere.）的錯誤觀念。使用後數小時內，避免開車或使用危險器具，尤其是含THC較多的產品特別要注意。不要同時喝酒，否則可能會加劇THC副作用，以致頭暈、判斷錯誤、發生危險。

THC注意事項

ECS好比是一座花園，水不夠花會枯萎，水太多花會爛掉。而這個水，就是大麻素類物質（可以是AEA、2-AG、THC、CBD）。

當正常人體內AEA或2-AG足夠時，你給他THC，他會很嗨、有致幻作用。但是，當有些人體內AEA或2-AG不夠，例如有偏頭痛、慢性疼痛、腸躁症等時，因為他們不是正常人（羅素醫師所稱的內源性大麻素類物質系統失調），你給他適量的THC，他們會很舒服，把疼痛等症狀迅速緩解，但卻沒有正常人服用THC後會很嗨的反應。

大麻是一種很特別的植物，對一般人來說，它可能是一種毒品，但對於病人來說，卻是一帖良藥，這就是醫用大麻存在的必要。正確使用的話不但副作用少，而且能取代現行許多有肝腎毒性的止痛藥。

CBD 四種使用方式

從鼻吸入	從口吞下	舌下吸收	外塗皮膚
幾分鐘內生效	90 分鐘生效	15–60 分鐘生效	塗在皮膚或傷口
最佳效果 30 分鐘時	最佳效果 2–3 小時	最佳效果 1–2 小時	即使含 THC 也不極少有「嗨」的精神活性
持續 1–4 小時	持續 6–8 小時	持續 1–4 小時	常用在關節痛、水腫、濕疹、牛皮蘚
容易抓住劑量，因為效果很快出現	容易過量使用，因為很久才生效	滴劑，放在舌下的效果大於舌上和兩頰。	
捲煙裡的焦油對呼吸道有傷害。電子水煙（vape）會稍微好些。	可加入食材中做成甜點、糖果、飲料	也可做成噴劑，噴在舌下。	通常做成軟膏或滾珠瓶

目前大麻和火麻的各國法令

　　台灣將大麻列為二級管制毒品，主要原因是含有致幻物質 THC。美國自從 2018 年底農業法案簽署之後，CBD 或火麻產品只要 THC 含量在 0.3% 以下，就可合法販售與使用。

　　在台灣，雖然 CBD 不屬於管制藥品，但 THC 含量必需在 10ppm 以下，也就是 0.001% 以下，才可合法持有與使用。有需要的人可以從國外網購或出國帶回台灣，但為了保險起見，最好要有台灣醫師處方與國外實驗室檢驗報告，報告上載明 THC 在 10ppm 以下。若需長期使用，台灣人可向衛福部申請 CBD 進口自用。截至 2020 年為止，台大醫院與高雄長庚已專案進口 Epidiolex（含 95% CBD），目前每毫克訂價在台幣 8 元左右。

　　在美國，2018 年後，CBD 或火麻產品就像維生素一樣，只要 THC 含量

在 0.3% 以下，從超市到加油站到處可見，而且完全合法買賣與使用；但若THC含量在 0.3% 以上，則被歸納為大麻，不管是種植與買賣，都受到聯邦到州政府非常嚴格的管制。

怎樣幫我的病人使用CBD？

我的診所位於美國華盛頓州和加州，我偏好使用全光譜（full spectrum）的火麻萃取，全光譜的意思是包含火麻原植物內其餘各種成分，包括 terpenes、生物類黃酮和各種大麻素類物質（CBD、CBG、CBN、CBC以及微量 0.3% 以下的THC）。若因為法規問題，例如要寄送國外或或攜帶出國，有時只能使用純化的CBD滴劑，但我會告知病人純化的CBD因為無「隨從效應」，效果會較弱。

我最常建議使用的劑型是火麻全光譜滴劑，每瓶 30 毫升含有CBD1500毫克。每一滴管（dropper）是 1 毫升，含有CBD 50毫克。

我建議從每次半管開始嘗試，也就是CBD 25毫克，睡前或發作時滴半管。若效果不明顯，則慢慢增加劑量和頻率。身體特別敏銳的人，可以從1／4管開始嘗試，也就是CBD 12.5毫克。小孩則建議從 1／8 管開始嘗試，也就是CBD 6.25毫克。

怎樣幫我的病人使用CBD＋THC？

若真的無效，病人需要更高的THC含量，或是需要醫用大麻，他們要如何取得呢？根據美國藥物管理局手冊，沒有任何醫師可以開立一級管制物質的處方。這裡的醫師包括一般西醫和自然醫學醫師。

根據目前美國聯邦法律的規範，沒有任何醫生可以開立醫用大麻的處方。但美國的法律很奇怪，州政府可以有一定的自主權，華州的法律允許一般西醫和自然醫學醫師執照可以證明（certify）病人有使用醫用大麻的必需性，病人可以因此填寫表格向州政府申請「醫用大麻卡」，而去指定

地點購買醫用大麻。如此一來，州政府、醫師、病人都可以遵守聯邦政府「不能開處方」的規定，但卻又可以有一個變通方式，滿足病人的需求。

　　至於二級至六級管制藥品，例如上述的人工合成 Cesamet、Marinol、Syndros，我的華州自然醫學醫師執照都可開立處方，但我還是偏好全光譜的火麻萃取（full spectrum CBD or hemp extract），這完全不需要處方或醫用大麻卡，效果也相當不錯。

誰需要CBD？

　　如果你吃得好、睡得甜、無病無痛、每天心情愉快，那你不需要，你會對CBD無感，因為你的ECS相當健全。但若有壓力、睡不著、有發炎疾病、慢性疼痛、血糖不穩定這些小毛病，或是有失眠、做噩夢、焦慮、恐慌、憂鬱這些失控的情況，或是有各種腦神經問題，諸如癲癇、妥瑞氏症、帕金森氏症、阿茲海默症、過動症、精神分裂症、多發性硬化，那麼你需要CBD來平衡你的ECS。比較嚴重或特殊病症則可能需要提高THC含量，這時就要進入醫用大麻的範疇。

　　最後，對於CBD的使用，我有幾點小提醒：
1. 身體的失控狀態越嚴重，使用CBD的效果越快速明顯。健康人可能無感。
2. CBDa善於消炎、止痛、抗癌。CBD善於鎮靜、舒壓、安眠。二者可合用。
3. 全光譜（CBD Full Spectrum）永遠優於純化（CBD Isolate）。
4. 舌下吸收效果好，建議口含時間越久越好，最少要五分鐘。
5. 從最小劑量開始嘗試，逐漸增加。
6. 要注意各國法規，挑選符合法規的劑型與THC含量。
7. 美國境內，只要THC含量在0.3%就完全合法使用與販售。
8. 火麻籽油（hemp seed oil）完全不含CBD和THC，只是一般食用油。

不管你喜不喜歡火麻、認不認同醫用大麻，它們可以把失控的身心拉回平衡是事實，可以治療疑難雜症是事實，甚至可以幫助有些走投無路的重症患者恢復正常生活也是事實。

　　對有些患者而言，火麻或醫用大麻可能是他們生命中最後一根「浮木」。為了大眾的需求，未來十年，世界各國將會陸續開放火麻的使用，而醫用大麻遲早也會開放。亞洲有些國家開放的腳步可能比美國慢，但我的行醫地點在美國，微薄力量無法推動亞洲的法規。

　　我的行醫執照是由美國華州與加州所頒布，可以診斷疾病與與開立處方。我會盡我所能，在合法、安全的前提下，持續嚴選最好的治療工具，以解決病人的苦痛。從幾年前的硫辛酸、奶薊籽、鉅楝籽，一直到2019年的NMN和CBD，我一直不斷推出效果顯著、安全好用的治病利器。雖然很多國家還跟不上腳步，但我很感謝美國的法規和創新處於時代尖端，讓我可以站在巨人的肩膀上看到新世界，見證了許多神奇療效。

　　CBD是一個正火熱、而且正被廣泛研究的新議題，不管是科學家或臨床醫生，其實都還未認清它的全貌。在接下來的幾年，我會在研發和臨床兩方面繼續探討。在研發方面，我要進一步深究不同品種之間有怎樣不同的成分比例，適合怎樣的病症，也要熟悉各種不同的萃取技術，以保留具有隨從效應的各種寶貴成分。

　　在臨床方面，我要進一步了解不同病症適合哪些不同品種的火麻、或說怎樣的CBD、 CBG、CBC、CBDa、THC、terpenes配方組合適合怎樣的疾病，以找出其中的規律。

　　人體隨時處在破壞和建設的動態平衡之下，生病只是一時的失衡，或說是身體發出的警訊，我們不應該、也不需要去壓抑這些訊號。我們應該虛心探討致病的來龍去脈，對症下藥，而這個藥，不一定是人工西藥，最好是比較無害的飲食、營養、或天然動植物成分。

　　大自然有許多寶貴的天然成分，等待我們去發現，可以幫助我們遠離破壞模式、回到修復模式。CBD就是其中最奧妙、最安全的一個，感謝上帝給我們這樣一個禮物，希望大家善用它。

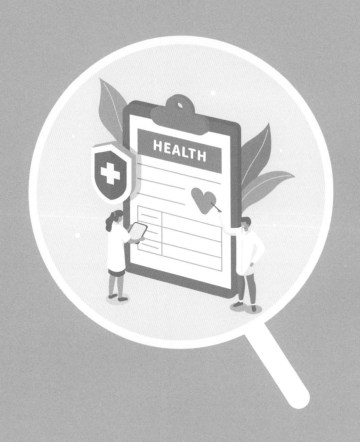

第五章

圈叉表是我的看診利器

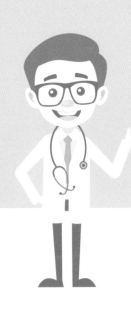

　　轉眼間，我在美國診所已經累積近二十年的看診經驗了！由於我的執業範圍（scope of practice）屬於基礎醫療醫師（primary care provider），等同於一般認知的全科醫生或家庭醫師，所以幾乎什麼病人都可能找我看診。

　　我用自然醫學的角度來分析與治療，說也奇怪，不要說一般疾病，就連有些疑難雜症、甚至診斷未明的病都可以治好。之所以如此，我認為不是我很厲害，而是我看診時有我的堅持：一定要搞清楚該病的來龍去脈，從關鍵點去調整，就能四兩撥千斤。

　　我常戲稱自己是慢郎中，因為我初診要花 1 小時，看診費美金 200 元，一天頂多只能看十幾個病人，無法像很多名醫，一天可以看兩百個病人。但隨著經驗的累積，我發現我看診的速度越來越快，其中有一個重要的因素就是「圈叉表」。

　　我從 2019 年開始強制運用圈叉表，在美國舉辦大規模義診，雖然每位義診只分配到 15 分鐘，但因為我規定義診前病人必須要填好圈叉表，所以我可以在短短 15 分鐘內作出診斷、開出處方，媲美看診 1 小時的效果。

什麼是圈叉表？

　　什麼是「圈叉表」？圈叉表可說是我在美國診所的看診利器，可以協

助我診斷與治療，也可以幫助病人瞭解自身疾病。怎麼做呢？很簡單，拿一張白紙，左上方畫個（○），右上方畫個（×）。

你做什麼事情會讓症狀改善（正面影響因子），就寫在（○）下面，做什麼事情會讓它惡化（負面影響因子），就寫在（×）下面，而且還要打分數。

最好一個症狀或疾病只做一張圈叉表，並且你要留意周遭所有事情，包括飲食、睡眠、毒素、情緒、運動、藥物等，看看什麼細微的因素會對身體產生好或壞的影響。例如家裡換了新地毯，或做了新裝潢，或吃了什麼食物，或季節更替、或遇冷遇熱、睡前或醒來、在什麼地點症狀會好轉或惡化，逐一記錄下來，內容越仔細越好。

圈叉表適用於所有疾病，我們就拿一些常見小毛病來做示範。首先我們來講香港腳，台灣天氣濕熱，將近1／3人口有香港腳。你讓患有香港腳的人把所有的生活習慣列在圈叉表裡，你就會發現：勤洗腳、保持乾燥、打赤腳或穿涼鞋、腳曬太陽、走在發燙的沙灘上、鞋內撒滑石粉、泡飽和食鹽水等會改善香港腳，就寫在（○）下面；而下雨天鞋內進水、皮鞋材質不通風、襪子沒有每天換洗、每天穿鞋6小時以上，會讓症狀惡化，就寫在（×）下面。

圈叉表

○影響因子	分數	×影響因子	分數
勤洗腳	2	下雨天鞋內進水	5
保持乾燥	4	皮鞋材質不通風	4
打赤腳或穿涼鞋	4	襪子沒有每天換洗	3
腳曬太陽	2	每天穿鞋6小時以上	2
走在發燙的沙灘上	3		
鞋內撒滑石粉	3		
泡飽和食鹽水	5		

有很多人問我乾眼症怎麼治療？我就請他們列圈叉表，他們就發現，睡眠飽滿，乾眼的症狀比較少；但熬夜、晚睡、滑手機，乾眼症就比較嚴重；吃葉黃素營養品，乾眼症舒緩；吃油炸物，症狀惡化。

有人問我汗皰疹怎麼治療？汗皰疹就是長在手上的濕疹。顧名思義，不管是「濕」疹或「汗」皰疹，都是濕潤會使它惡化，所以首先要保持乾燥與乾淨，再來要避開任何化學香皂和化學洗衣粉，另外最重要的是查出並避開慢性食物過敏原。

多吃抗敏三寶（維生素 C、魚油、腸益菌），濕疹就會漸漸改善。不只看診前要做圈叉表，看診後也要繼續完善圈叉表，做得更仔細，慢慢地，病人就會掌控汗皰疹的「好、惡」，知道怎樣趨吉避凶，這疾病就會漸漸治癒，千萬不要認為吞下一粒神奇藥丸，疾病就會突然消失。

製作圈叉表一定要仔細

製作時一定要盡可能探索各樣的影響因子，而且要注意細微處，才能發揮最大效果。

以糖尿病為例，大家都知道，糖尿病患如果運動，血糖會比較穩定，但到底是什麼運動呢？主流衛教並未詳述，所以絕大部分的病人都是做低強度運動（沒辦法，人的天性就是好逸惡勞），結果效果就很弱！

我父親在四十年前確診糖尿病，在二十年前就曾對我說：「糖尿病人很辛苦，要運動 2 小時以上，血糖才會下降。」言語中透露著無奈與厭倦。父親做什麼運動呢？就是走路，輕輕鬆鬆在社區或運動場走路。

後來我在美國念完自然醫學院，考上醫師執照後，才了解這種低強度運動降血糖的效率太差了，若改成重量訓練，15 分鐘就有很明顯的效果。我從 2008 年開始告訴我的糖尿病人要做「高強度運動」，就是鍛鍊肌肉，要練健美先生或舉重選手的那種練法，結果病人的反應非常好！

我有一位 30 多歲的病人，有一天我在路上遇到他，剛從健身房出來，他很興奮告訴我：「陳醫師，你說的沒錯，鍛鍊肌肉可以吸血糖！」健身

時，血糖會被吸到肌肉細胞裡，於是血管裡的糖分就下來了。他的血糖透過我建議的低醣飲食和肌肉訓練，從三百多降到一百多。

很多病人來找我看糖尿病，都很訝異我講的方法，怎麼和醫院衛教不一樣？有些固執、不求甚解的病人甚至會存疑。我們大家也不要爭論主流衛教提倡的飲食和運動適不適合糖尿病了！省下口水戰，病人只要做一做圈叉表就好了。

嘗試各種飲食與運動，然後監測血糖的變化，最好使用「連續血糖機」，就會看清全貌，不再瞎子摸象，畢竟事實勝於雄辯。結論是，只要用對方法，降血糖其實很簡單，但若用錯方法，就徒勞無功，只能依賴藥物，並提早產生併發症。

圈叉表五大好處

不要小看圈叉表，它就好像一顆其貌不揚的大石頭，好好打磨，你就會發現它其實是一顆鑽石。它有五大好處：

1.可以讓病人了解自身體質與該病特質

很多人生了病，從來沒有好好認識這個病，只依賴醫生開藥，一輩子都被牽著鼻子走，這樣太被動、太消極了！

俗話說，知己知彼，百戰百勝。我們要治病，首先就要搞清楚這個病到底是怎麼一回事，而生同樣一種病，每個人的症狀或讓它變好或變壞的「影響因子」都不太一樣，有些甚至會顛倒，我們一定要搞清楚。

例如氣喘，有人是寒喘，有人是熱喘；蕁麻疹，有人用熱水燙可止癢，有人遇熱反而惡化，要用冰敷才能緩解；高血壓有人是實證，有人是虛證，有人是微血管堵塞，有人是打鼾造成，有人是腎臟出問題；同樣是便秘，有人是纖維質不夠，有人是壓力大導致腸胃蠕動變慢、有人是好菌太少壞菌太多，有人是水喝不夠，有人是先天遺傳等。

另外，如果一個人把氣喘、胃痛、蕁麻疹、牙周病、經痛等都做出圈

又表，或許會看出不同毛病之間的共通性，例如都可看出寒冷或血液循環差的時候會讓所有症狀惡化，而這個「虛寒」就是體質。

哪一天如果有頭暈、頭痛、腰痠背痛、膝蓋酸軟、耳鳴等問題，治療方向只要緊抓住「補虛怯寒」的原則，問題就可迎刃而解。因為這個人大部分的毛病都建立在虛寒體質這個基礎之上。我的中醫啟蒙老師曾告訴我，一旦發現一個藥方有效，要緊緊抓住這個方子，其他未來的症狀都可能用這藥方作加減。

有些讀者滿有天分的，光靠列出圈叉表就可看出端倪，知道自己為何生這個病，以及知道要如何治療，於是不用看診就可把身體調好。

我在看診時，只要有詳細的圈叉表，就可以抓到這個病的走勢和罩門，很多問題就可迎刃而解。不少病人找我看診前，中西醫都看遍了都無法確診，也就是說不知道生什麼病，所以當然也治不好。但很奇妙，光靠圈叉表，我們就可以開始治療、開始逆轉，甚至治癒。

2.可以客觀協助醫師診斷與治療

既然不同病人患了同樣的病，但影響因子可能迥異，那麼醫生看診就必須大大依賴病人的圈叉表 ，例如一樣是頭痛，甲說吃到某個食物會誘發，但乙說寒冷會惡化，丙說吹到熱風就不舒服，丁說躺下來比較痛，戊說只有經期會痛，己說聞到油漆味會抓狂，身為醫生就要依據圈叉表進一步分析與探索。

醫師看診有四個步驟，就是SOAP（Subjective, Objective, Assessment, Plan），中文意思是主觀資料、客觀資料、評估診斷、開立處方。而圈叉表就是在第一步驟「搜集主觀資料」扮演一個積極的角色。

我發現很多醫師受限於保險給付，看診時間非常匆促，實在無暇分析與探索，導致「不確診」的情況非常普遍。但醫生最崇高的任務就是「確診」，法律規定只有醫生可以下診斷，而不是護理師、治療師、醫檢師。很可惜，目前在台灣，門診平均看一個病人的時間不到3分鐘，醫師的任務淪落到只是開處方壓抑症狀，至於有無確診、能否治癒，都變成奢求。

這種倉促看診還有一個壞處，那就是沒時間抽絲剝繭，所以醫生常常乾脆「先入為主」認定病人是怎麼一回事，而不是客觀搜集病人的資料。

　　例如我 1999 年暑假去北京中醫藥大學學中醫，感冒了，去看一位很有名氣的老中醫，三句話沒問完就開處方給我，我一看，是「暑濕」的方子，而我自己很清楚著涼是因為住在國際學舍裡吹冷氣導致，應該是用「風寒」的角度來開方才對。

　　我回宿舍試吃他的方子，一吃就寒氣攻心，很不舒服，趕緊泡一下我自己發明的粉薑茶，才把自己拉回來。那位老中醫就是認為天氣熱，在那個冷氣機還不普及的年代，每一位感冒病人都被他認定是暑熱造成，所以就把我誤治，這讓我相當驚訝與警惕。

　　2019 年母親因為吃大量感冒藥導致急性腎衰竭，我趕緊拋下一切回台搶救。用自然醫學和針灸的方式，火力全開，終於把媽媽從鬼門關搶回來。複診時，腎臟科名醫因為在做寄生蟲的研究，就一口咬定是寄生蟲引起腎衰竭，結果檢驗報告出來，是陰性，也就是說沒有寄生蟲抗體。但名醫還是認定寄生蟲引起，說報告有時也會有偽陰性（就是有，但檢測不出來）。

　　從圈叉表和病史，我可以客觀歸納判斷病因就是腎臟本身弱，加上又連續十天吃進大劑量非類固醇消炎藥（NSAID）所致，很多醫學期刊也一再強調這種用藥的因果關係，但「先入為主」真的很可怕。這兩位都是善良親切的好醫師，但這種偏差的意識型態卻會誤了多少病患？

　　連經驗豐富的名醫都會犯這樣的錯，更何況是剛出道的小醫生？所以醫生一定要放棄「本位主義」，謙卑地觀察與收集病人所傳遞的訊號，做客觀的分析，千萬不要自以為是，一竿子打翻一船人！

3.確診前即可有效治療

　　很多病人找我看診時是沒有診斷的，我請他們回去醫院確診，但他們卻說，跑遍很多家醫院了，但都沒診斷，或有時候只有一個很模糊的描述。

　　診斷是非常重要的，我常說：「醫生一定要看，但藥不一定要吃。」

這個意思是現代醫療科技發達，我們應該善用診斷儀器與專科訓練，確定到底是得了什麼病。

接下來西醫可能會開壓抑症狀的人工藥物，但這個藥我們不一定要照單全收，我們可以趕快用自然醫學或中醫的方法來改善，給自己一點緩衝的空間與時間，最後不得已才使用人工藥物或手術。

在沒有診斷之下，要怎麼治療呢？我們可以根據圈叉表開始治療，也就是「多做會改善病情的的影響因子，避開會使病情惡化的影響因子」，這個毛病，就會開始改善。

我的診所於2003年開設在西雅圖，2008年搬到加州聖荷西，2019年又拓展到華州貝靈漢。有很多外地人找我看病，不要說開車5、6個小時來看病，甚至有很多從上海、北京、台北、紐約等地搭飛機來給我看。

從上海來找我看病的不少，我記得有一天，有個人從上海搭飛機到我聖荷西的診所給我看「咳嗽」，咳了二十年，中西醫都查不出原因，也治不好。我在看診半小時左右就搞清楚了，接下來我反問他是否有這些與那些症狀，他嚇了一跳說：「你怎麼會知道？」因為他都沒告訴任何人。

我當然知道，因為我在半個小時的問診過程中，已經把他的圈叉表列好了，也確診了，而且還知道他有哪些影響因子沒說出來。

又有一位中年女性，她流鼻血流了二十年，西醫也是查不出原因，也沒給診斷，流到甚至都引起慢性貧血了！我也是用圈叉表，看出她的結締組織脆弱、免疫系統偏弱、腎上腺疲乏，由此得知，她是屬於對於維生素C需求量很大的特殊族群。

一般飲食對一般人沒事，但對她就會造成黏膜脆弱，我於是建議她一天至少補充6克C粉，加10克的麩醯氨酸，鼻血就不流了！

圈叉表不但對病人有效，連對我自己的幫助也是極大。我在2019年初因為精神壓力很大，生了一場重病，可說是我五十多年來第三個「不治之症」，全身疼痛，無法拿筷子、無力走路、無法睡覺、無法思考，24小時無一刻舒緩，還一天比一天惡化，看不到終點，真是非常恐怖！

我那時唯一能做的，就是跪在床上大聲呼喊「上帝救我！」這個病，

醫生束手無策，連診斷都不明，要不是我把圈叉表發揮到極致，用全部精力與時間把自己拉回來，我真不知下半輩子要怎麼過。

感謝上帝，走過三個月的死蔭幽谷，我又回到青草地。現在的我看來健康正常，但一想到往事，就不堪回首，彷彿隔世。

4.可治疑難雜症

有些疾病，主流醫學可明確診斷出疾病，但卻無法從根本去治療，這些我把它歸納為疑難雜症，例如梅尼爾氏症、耳鳴、頑固型癲癇、恐慌症、偏頭痛、妥瑞氏症、白塞氏症、過動兒、癌症等。

而圈叉表已經明白告訴我們什麼影響因子有益、什麼有害，所以我們就盡量去做有益的事、避免有害的事，那麼這個疑難雜症就可能緩解。

我舉一個例子，幾年前父親告訴我他有「心律不整」的問題，問我怎麼改善？我說心律不整的原因有很多，我也不清楚你是哪一種，給心臟科醫生看，也檢查不出原因。

那我要怎麼治療呢？我就跟父親說，你來列一張圈叉表，看看做什麼事情會讓它惡化，什麼會讓它改善。兩週以後，父親告訴我，只要睡眠不好，隔天心律不整就會發作頻繁，若睡得很好，就不發作。原來他的心律不整和睡眠有關，講得更學理一點，是跟腎上腺皮質醇、交感神經、ECS有關，因此我就知道怎麼治療。

又有一陣子，父親常常莫名覺得噁心想吐、很不舒服，必須躺下來才能稍微舒緩。發作頻率頗高。根據上次心律不整的圈叉表，我猜還是同樣的成因，於是就試著給CBD，不過才30毫克，舌下吸收，就舒緩所有症狀，持續兩個星期沒有再發作。所以，圈叉表讓我快速透視病因，並快速逆轉症狀。

5.可以發揮加乘作用

圈叉表能夠把所有好壞的影響因子都擺在你面前，讓你一目了然。除了讓你知道該做什麼，不該做什麼之外，如果你把所有正面影響因子都

徹底一起執行，會怎樣呢？答案是「加乘作用」！也就是我講了十幾年的「一加一大於三」！

　　人想要成功，就要專注，就該全力以赴！治病也是，如果三天捕魚，二天曬網，或是走一步退兩步，那怎能期待疾病會治癒呢？

　　例如你從圈叉表看出來你的咳嗽是寒咳，而你偏偏喜歡吃冰淇淋、喝汽水、吹冷氣，雖然你每天喝中藥湯、烤膻中穴，但卻還不放棄冰飲、老待冷氣房，效果就會打折扣。

　　如果是我，我就會 24 小時，把生活中的每一個細節都用來治病，不但要保暖、喝熱水、烤湧泉、烤膻中烤到發癢發燙、睡前泡熱水、睡前針灸、每餐炒薑絲、喝湯加胡椒，吃大量維生素 C 和固肺營養素、做三伏貼或用德國辣椒膏貼肺俞膻中、用意志力忍住盡量不要隨便咳嗽。如此堅持一至兩週，寒咳就可逆轉到正常。

　　這就是加乘作用的威力，你把所有正面的力量加疊在一起，它們所產生的加乘作用、共振效應，超過你的想像！我的三個不治之症，以及最近一年兩顆搖搖欲墜的牙周病患牙，也是這樣救回來的。我本來無法咀嚼，連牛肉都咬不下去，現在又可以啃骨頭了。我使用的方法包括刮牙結石、牙周酊劑、牙痛酊劑、抗癌酊劑、CBDa 粉末、鋤土（有氧運動）、日光浴（提升維生素 D）、使用牙線牙刷徹底保持牙縫 24 小時乾淨、不准任何澱粉或糖分滯留口腔、低醣飲食等。

　　只要發揮加乘作用，許多不可能的任務，都可以圓滿達成！

我怎麼用圈叉表的加乘作用治療我的花粉症

　　寫稿此時，我人在美國華州，正值花粉季節最嚴重的六月。我這些日子以來睡眠不太好，重訓也荒廢三個月了！昨天傍晚整理菜圃 3 小時，回家後就眼睛發癢、流清涕、鼻塞，而且整個人亢奮，無法入睡。

　　我於是嘗試了各種想得到的方法，看看能否快速舒緩，最後完成了圈叉表，搞定所有症狀，安然入睡，跟幾個小時前相比，判若兩人。我是怎

麼做的呢？

　　首先，眼睛癢是因為我常吃的葉黃素最近缺貨，要不然花粉季節前一個月開始每天乖乖吃 30 毫克，眼睛癢的症狀就不會發生，或即使發生也比較輕微。

　　但現在很癢怎麼辦呢？我以前試過針灸，效果有限（自己扎針效果較弱，就好像自己搔癢比較不癢一樣，這是因為神經系統受意識抑制所致）。但我今天發現用吹風機對著眼睛吹大約十秒鐘，吹到癢處發燙，然後接下來幾分鐘就會淚水汪汪，淚水把花粉沖刷，滋潤眼球，眼睛就幾乎不癢了。

　　其次，鼻水像水龍頭一樣關不住，一直流。我發現每隔 1 小時吃 5 克的維生素 C 粉很有幫助，幾乎一吃，鼻水就停住。但慢慢地又會再流，所以 C 不能停，每 1、2 個小時就要吃一次。

　　最後要處理最麻煩的鼻塞。鼻孔塞住很難入睡，明明很累了，但就是睡不著，整個人很浮躁。

　　我曾經發現馬上去鋤土 10 分鐘，鼻子就會通，但現在戶外空氣花粉濃，不適合；用針灸會稍微舒服一點點；口含 Allereze（小青龍湯的草藥萃取）也可舒緩一點；或是有機會就吃維生素 C 粉，可以稍微緩解，但必須頻繁吃；滴一管的 CBD 油在上顎，口含 3 秒鐘，就感覺明顯紓緩；口含腎上腺萃取粉，也很不錯；跳進熱水泡 5 分鐘，會有立竿見影的效果，全身跟著放鬆。

　　但最強效的，就是用遠紅外線電暖器烤背部，尤其是上背的膏肓、肺俞這些穴道，烤到冒汗，濕濕潤潤的，這時鼻子早就通了，把身體其他發冷或發癢的部位也順便輪流烤一烤，例如天府、雲門，整個人感覺就大大鬆弛，症狀也不知不覺中全部消除，打個哈欠，就去睡覺了！

　　隔天醒來精神好多了，但這些療法不能中斷，要全部一起來。我後來發現手腳還是冰冷，攝氏 22 度不穿襪子居然會發冷，於是我開始服用天然甲狀腺素一天二次，也開始做自發動工（動作比八段錦、太極拳更簡單，但效果卻更快）；只要到戶外就一定戴 N95 口罩，不管多久，呼吸很悶也

不能拿下；盡量戴護目鏡，進屋後若眼睛癢，就用熱水沖掉花粉。結果意外發現，玫瑰花瓣萃取250毫克粉末撒在上顎含著，同樣會有很棒的舒緩效果，比中藥粉末更厲害，而且對口、鼻、眼睛的緩解相當持久。

我就是綜合以上所有的療法，全部加在一起，短短兩三天就搞定花粉症，精神恢復，頭腦不再混沌、睡眠不再亢奮、全身力氣恢復。於是我又開始重訓，越鍛鍊，身體就越強健。

這讓我回想起以前念書時，一樣的老師、一樣的課本，有人可以考進第一志願，有人卻落榜，差別就在於自身的毅力。治病也是如此，不能懶散，要全力以赴！

我的花粉症圈叉表

○正面影響因子	評分(1-5)	╳負面影響因子	評分(1-5)
鋤土 10 分鐘	2	天氣晴朗在戶外運動	5
口含小青龍湯草藥萃取粉	2	家裡房間有灰塵	3
針灸	1	衣褲穿得不夠，會冷	3
滴 1mL 的 CBD full specrtum oil 在上顎	3	操勞	4
塗抹 CBD full specrtum oil 在鼻水和眼淚流過之處，可以讓嘴周圍和眼周圍受組織胺浸潤而脆弱的皮膚快速修復	3.5	吃冷食	3
口服天然腎上腺皮質醇	2	睡眠不足或熬夜	3
泡溫水攝氏 40 度 10 分鐘	4	棉被蓋太薄	2
遠紅外線電腦器烤上背前胸	5		
有機會每 1、2 小時就泡 C 粉來喝	2		

湯裡加白胡椒粉	1		
戴毛線帽	1		
玫瑰花瓣萃取粉灑在上顎，口含慢慢溶解	4		
到戶外要戴 N95 口罩	4		
服用天然甲狀腺素，平時劑量 1.5 倍	3		
自發動工(在急性期效果不佳，但緩解期很好，可打通血脈，快速修復體質)	1		

一種症狀只能做一張圈叉表

我發現有些病人找我義診，一張圈叉表裡同時有好幾種症狀，看得我眼花撩亂，我怎知道哪一個影響因子是對應哪一個症狀啊？所以我再三強調，一種症狀或疾病，只能做一張圈叉表。

如果你同時有更年期症候群、高血壓、胃食道逆流，那麼你就要準備三張圈叉表。雖說因為體質，可能三種疾病都會出現類似的影響因子，但其實不同症狀或疾病，通常之間的影響因子還是有差異，而且你把它分開來記錄，我就會看得很清楚，好處很多，絕對不要嫌麻煩。

我在加州和華州都有十幾年的居住經驗，我發現我在不同州的花粉過敏症狀不太一樣。華州樹多，比較偏花粉熱；而加州乾草多，比較偏向乾草熱。而我的症狀在華州主要是鼻塞、鼻水，在加州動輒氣喘易發作，我猜可能乾草粒子直徑比花粉小，可以突破層層鼻毛纖毛的阻擋，而深入支氣管；兩邊的眼睛癢症狀則差不多。

所以由乾草熱引起的氣喘，它的圈叉表又不太一樣。看看下頁表格，你會發現由於氣喘這個病灶比鼻敏深入，所以動用針灸和中藥湯的效果比

較好。

我的氣喘圈叉表

○正面影響因子	評分 (1–5)	╳負面影響因子	評分 (1–5)
熬煮小青龍湯	5	春天天氣晴朗在戶外未戴 N95 口罩	5
針灸足三里、曲池	4	聞到老鼠味	5
遠紅外線電暖器烤上背前胸	4	聞到狗味、雞味	4
有機會每 1、2 小時就泡 C 粉來喝	3	操勞	4
下雨天	3	吃冰冷	3
按摩	2	睡眠不足或熬夜或時差	3
玫瑰花瓣萃取粉	0	棉被蓋太薄	2
		衣褲穿得不夠，會冷	2

從多張圈叉表，我們可以看出一個人的體質。我們再補充說明一下，從我的花粉症圈叉表裡，可以很清楚看到我的症狀遇冷或操勞（長期交感興奮因而腎上腺疲乏）會惡化；而遇熱、促進血液循環、或者做提升副交感神經的事情就會緩解。而在氣喘圈叉表中也是同樣的現象。甚至我如果做其他症狀的圈叉表，也會重複出現類似的影響因子。

這讓我回想起十幾年前，我曾經咳嗽不止，長達一個月之久。因為我的呼吸道向來不好，小時候常過敏、氣喘、支氣管炎、甚至肺炎，在退伍出國前 X 光體檢發現肺部已纖維化。

雖然後來在美國念自然醫學調好身體，30 多歲後比較少氣喘感冒，但還是比較敏感，萬一不小心感冒後，也容易久咳不癒。

台灣俗諺說，「土水師怕抓漏，醫生怕治嗽」，說的就是我。我每次

咳起來就沒完沒了，而且越咳越想咳，無法停止。但我也因此找到幾個快速止咳的方法，首先，最快速就是用遠紅外線燈照射膻中穴，不但要照到熱，流汗，而且要照到支氣管裡面發癢處變燙，到快要痛的感覺，這個癢就不見了，就好像燙覺可以把癢覺逼走一般，其實神經學的gate theory已經可解釋這現象。

我的呼吸道過敏，基本上就是一個「寒」字，而且是「虛寒」，我發現台灣人有虛寒體質的人很多，基本上治療的方式就是用溫熱療法，加上想辦法提升副交感神經、修復腎上腺功能。

在我的所有圈叉表裡都可以看到，寒冷的食物或生活習慣都會讓我的症狀惡化，而加熱或運動，則會讓症狀緩解，由此可看出我是標準的虛寒體質。

我發現吃補「腎陽虛」的科學中藥會很舒服，例如右歸丸、金櫃腎氣丸、十全大補湯等，但我擔心吃太多中藥會有重金屬累積的問題，所以我的中藥都是急症、重症才用。若是長期服用，我就選擇自然醫學的天然藥物，例如催化牛蒡、天然甲狀腺素、天然腎上腺皮質醇等，這些都非常純淨強效。

虛寒在自然醫學裡就是腎上腺疲乏和甲狀腺低下二者交錯的現象，前者主虛，後者主寒。我在幾年前第一次服用天然甲狀腺素後，當天就有久旱逢甘霖的感覺，睡得很舒服。這是我至今發現逆轉寒性體質、提升新陳代謝最有效的天然藥物，比中藥的肉桂、附子還要安全好用。

後來我也發現藉由重訓增長肌肉可以提升新陳代謝，讓自己不怕冷，可以取代天然甲狀腺素。但若兩、三個月不重訓，新陳代謝又會掉下來，又逐漸開始怕冷。

最近一年，我也印證天然腎上腺皮質醇對腎上腺疲乏也是有立竿見影的效果。我發現很多青少年的頑固型過敏患者原來是身體在發育期時，性荷爾蒙跟腎上腺皮質醇搶原料（兩者的前驅物質都一樣），導致腎上腺功能低下而對過敏不容易控制。

這些青少年用抗敏三寶效果有限，但加了天然腎上腺皮質醇之後就大

幅改善。如果時間可倒轉，我希望可以回去用這方法幫助那些曾經難治的小朋友。至於常常熬夜、過勞、壓力大導致死亡荷爾蒙大量分泌、交感過亢、ECS 失衡等，都是現代人非常普遍的現象，我們現在已經有周全的對策，詳見本書第三、四章。

善用圈叉表可了解疾病，也可自行療癒

看診二十年來，我已慢慢在腦海中，犁出一套邏輯法則（algorithm），我的看診推理，也漸漸烙印成一套軌跡。

常見疾病，不過那幾十種而已，即使是疑難雜症，也有它的規律。圈叉表是看診利器，也是治病法寶。為了節省病人的時間和荷包，我規定看診或義診前必須仔細填寫圈叉表，若是病人不合作、或是草率填寫，我有權拒絕看診。最好發問前也做好圈叉表，那就更完美了！

若真要找我看診，要切記我的看診三不：沒動機不看、不配合不看、擦香水不看。人生苦短，不要浪費彼此時間。

最後，我要強調公布圈叉表的目的，是希望大家不要找我看診。我曾有一段時間，張開眼睛除了吃飯、開車，就是看診。當我發現連做夢都在看診時，我就知道我看診過度了。

同樣的話，對不同病人一講再講，於是我就有了寫書的念頭，這就是我第一本書《吃錯了，當然會生病！》的起源。事實也證明，寫書之後可幫助的人數是看診的千倍、萬倍，效率更高。

讀者切記，只要善用圈叉表，就可了解疾病、就可自行療癒。這是我看診的秘密武器，你要珍惜。如果你是同行，我保證善用圈叉表可以讓你看診功力猛增數倍。

我一天只有24小時，又要寫書、研發、督導、演講、直播、廣播、上電視、接受採訪、受邀寫推薦序，還要思考、運動、與休息，我也需要家庭生活，所以分配到看診的時間實在不多。我希望大家靠圈叉表就能解決自己的問題，提升健康，把看診機會留給那些疑難雜症、非我不可的病症。

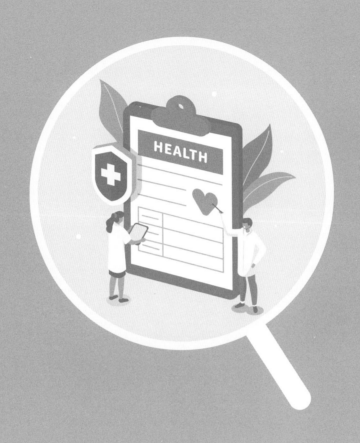

附　錄

如何擊退新冠病毒？

2019年底由於新冠病毒（COVID-19）未被妥善控制，導致2020年開始，全世界經歷一場百年來最嚴重的疫情。全球幾十億人每天躲在家不敢出門，即使出門也全副武裝，希望藉由社交距離（social distancing）來拉平感染的曲線（flatten the curve），以防止醫療系統崩潰。

　　但短短十個月，全球還是確診了三千多萬人，死亡一百萬人。台灣由於防疫做得一級棒，所以影響很小，大家還能正常生活；但我由於疫情爆發時間身處重災區美國，所以見證了整個美國由輕忽到失控的荒唐過程。出書此時，疫情並未緩解，而且預計2020年入冬之後，全球將面臨更嚴峻挑戰。

　　由於這個病毒誕生後錯過撲滅的黃金時期，短短幾個月內廣傳全球，所以新冠病毒未來將永存人間。美國和香港已傳出二度確診案例，也就是有人在短短四個月內，重複感染新冠病毒。

　　且檢驗發現前後二次的病毒基因排序已經不同，也就是說新冠病毒已在四個月內突變到無法被人體抗體所辨識。

　　這是一個相當嚴肅的問題，本來大家天真以為得過一次新冠肺炎後，就可終身免疫，但現在發現它會像流感一樣，得過會再得，如果未來每年冬天都來個大流行，也就是新冠「流感化」，那真非常令人傷腦筋。

　　未來全球每年秋冬除了要防範流行性感冒之外，還要嚴防比流感傳染力和殺傷力更強的新冠肺炎。至於疫苗，我們不要抱以太高期望，連人體天然產生的抗體都無效了，人工疫苗所激發出來的抗體會更有效嗎？

　　除了有效性之外，疫苗的安全性也是一個問題。目前全球有180個公司爭先研發疫苗，但牛津大學研發團隊在2020年9月喊停，原因是疫苗產生了嚴重副作用，例如脊髓炎。換句話說，這個新冠病毒可能連疫苗都對付不了，導致你我遲早都會碰到。一旦接觸這種病毒，有三條路可走，一是健康、二是生病、三是死亡。

　　你是否想過，你會走哪一條路呢？如果你的身體強健、抵抗力很好，你可能沒症狀、也不發病，身體在不知不覺中產生了抗體。那麼恭喜你，你已經打贏了新冠病毒，估計會有一半人口是這種幸運兒。

但另一半人口就沒這麼幸運了！首先，會陸續產生發燒、咳嗽、咽喉氣管疼痛、嗅覺味覺喪失、呼吸困難等各式症狀；如果在三、五天內，免疫系統沒有擊退該病毒，接下來就會產生嚴重的呼吸窘迫，甚至有溺水般的感覺，非常痛苦。

　　新冠肺炎比一般流感嚴重多了，有些人驟死，有些人掙扎數週之後死亡，還有不少人產生凝血障礙或血栓，甚至導致心臟病、中風與截肢。

　　為何有些人沒事，有些人會被折騰得半死不活，或是一命嗚呼？這就是我的著作中反覆提醒的「發炎，並不是件壞事」，但「發炎失控，卻是百病之源」。

　　人體遇到病毒會產生免疫反應，是健康的表現，也是必要的。如果正常，通常在兩周內產生 IgM 抗體，二周後產生 IgG 抗體，就可把病毒瓦解，也避免再次感染，這是宇宙最強的抗病毒療法。

陳博士聊天室

　　自然產生的抗體比人工疫苗、抗病毒藥物、氫奎寧有效很多，所以美國紐約的一線醫生發現把從康復者身上取得的血清，注射到加護病房的新冠肺炎重症患者身上，有很好的效果，紐西蘭也發現大羊駝可以幫忙製造抗該病毒的血清。

　　但由於血清屬於自然界存在的物質，不能申請專利，所以據我所知，目前沒有一間大藥廠有興趣。

　　而我個人認為同樣是強效的中藥湯劑、維生素 C 療法、硫辛酸、天然草藥酊劑，也因為「不能申請專利、不在主流醫學的範疇內、深諳此領域的醫療人員極少」這三大因素，所以不被歐美重視，實在可惜。

身體若不能在感染一週內盡快擊退病毒，免疫系統就會和病毒產生拉鋸戰。在這拖泥帶水的「拉鋸戰」中，病毒毒性太強，白血球雖打不贏，卻也不甘示弱，繼續分泌細胞激素，招集更多白血球加入戰場，分泌更多發炎物質，因此在支氣管和肺泡裡，形成所謂的「細胞因子風暴」（cytokine storm），導致大規模自身組織受到破壞。

狹窄的肺泡和支氣管內不但嚴重受損，還充滿發炎物質和組織液甚至血液，以致無法進行氣體交換，所以患者感覺呼吸困難，像溺水一樣。即使戴了氧氣罩，也無法把氧氣送到全身細胞；即便使用呼吸機，也無法縮短療程或降低死亡率。

這種情況在那些體內抗氧化劑不足或呼吸道向來脆弱的人身上最容易發生，最後很多人因此痛苦而亡。其實這些痛苦和死亡，是可以避免的。也就是說，如果能夠看清全貌，善用主流西醫、自然醫學和中醫各自的特長，截長補短，很多人可以不必痛苦，更可免於死亡。

首先，我們要一定要談「大劑量維生素C」的使用。維生素C是人體內五大抗氧化劑之一，也是體內最豐富的抗氧化劑。它在發炎和擊退病菌的過程中，扮演一個保護正常組織不被白血球釋放的自由基所誤傷的角色，它就好像滅火器，也好像是防彈背心，讓細胞和組織不被流彈誤傷。

在發炎或感染的過程中，如果維生素C足夠，整個發炎過程就會早早收場，更不會淪落到所謂的細胞因子風暴或敗血症的產生。

可惜的是，人類是地球上少數不會製造維生素C的動物之一。健康的山羊一天能製造13克維生素C，受傷時，一天更是能製造100克，這是一個非常重要的數字。

山羊的體重和人類相仿，以此類推，如果人類會製造維生素C的話，我估計健康人一天應該製造13克維生素C，創傷或感染時，應該製造100克。這就是由諾貝爾二次得獎者鮑林博士（Dr. Linus Pauling）一直倡導的「大劑量維生素C」的概念。

陳博士聊天室

● 維生素C，急診必備！

　　2009年，紐西蘭一位農夫雅倫罹患豬流感（即H1N1），呼吸道嚴重感染，導致急性肺衰竭，醫院已宣告不治，家屬和神父都來到病床，準備告別。但有人建議使用大劑量維生素C靜脈注射，居然讓瀕死的雅倫活了過來，漸漸復原，並在一個月後回到農場工作。

　　這個代表性案例在紐西蘭透過電視報導而家戶喻曉，紐西蘭醫事法因此在2010年修法，將維生素C靜脈注射列為急診室必備之治療措施之一。

　　但其他國家就沒這麼幸運了，大劑量維生素C目前在主流醫院裡不是被排斥就是被忽視，只有在從事自然醫學、功能性醫學、分子矯正醫學的醫師診所裡，才容易見到這樣的療法。

　　其實大劑量維生素C的使用歷史已很悠久，也很安全，多年前，曾在南非流行的出血性登革熱，以及早在40年代美國小兒麻痺大流行也一樣，都有維生素C完整的醫療紀錄。

　　對於各式各樣的感冒、發炎、過敏、感染、敗血症、以及最近的新冠肺炎，使用大劑量維生素C是我在美國診所的第一建議。

　　如果症狀輕微，每天10克分多次口服就可見效；若是嚴重流感、新冠肺炎、或敗血症等重症，每天靜脈注射至少30至50克就可穩定，逐漸逆轉病症。

　　一般民眾重症時若在家，無法自行靜脈注射，可以每五分鐘沖泡口服大劑量維生素C（例如3克），這樣能夠維持血中濃度，媲美靜脈注射。

　　至於口服大劑量維生素C到底要幾克，因人而異，因病程而異。通常逐漸加量到拉肚子，我們就知道過量了，因為維生素C唯一的副作用就是噴射式腹瀉，這時身體用腹瀉的方式排出過多的C。所以我們不必擔心太

多C會進入到血液、細胞。

在我的美國診所，二十年來對付流感的首選就是維生素C粉末泡水喝，以及含有紫錐花和接骨木的免疫酊劑。如果高燒不退，就使用退燒酊劑；如果咳嗽，還可加用乾咳酊劑和濕咳酊劑；如果咽喉發炎，加用咽炎噴劑等。

這些酊劑裡含有各式各樣的歐美草藥，是美國自然醫學診所裡常用的治療工具。如果以上方法還不夠力，我就會建議熬煮中藥湯劑，我手邊有十幾個藥方，都對嚴重流感或新冠肺炎非常管用，但問題在於到底這個病人該吃哪一帖藥，取決於有經驗的中醫師的望聞問切，所以病人必須要給有經驗的中醫師看診後才能開處方，很難遠距醫療。希望未來人工智慧的發展可以協助中醫確診，讓中藥方可以推廣開來。

我不建議病人自行到中藥行亂抓藥，中藥由於寒熱屬性差異極大，若吃錯藥方，輕者無效，重者誤治，反會惡化。

自然醫學和中醫在治療新冠肺炎的療效不比主流醫學差，但為何在先進國家（美、英、法等國）新冠疫情嚴重失控時，死亡人數節節攀升，醫療系統接近崩潰的危急狀況下，卻還未重用自然醫學和中醫的療法？主要的原因就是民間熟悉這方面領域的醫生太少，而在中央，圍繞決策單位的偏偏清一色都是保守派的主流醫療專家。

 陳博士聊天室

● 從美國疫情失控，我們學到什麼？

這次的全球新冠疫情失控，死傷最慘重的首推美國（截至2020年9月23日，確診人數700多萬人、死亡20多萬人），我由於全程人在美國，所以看得很清楚。

我認為失控的首因就是「輕忽」，上至總統下至一般民眾，一開始都認為這個新冠病毒沒什麼，萬一得到了，也只不過就是小感冒罷

了。儘管美國情報局（FBI）早在 2019 年底不斷給川普總統情報，他老兄總是不放在心上；即使 5 月份疫情燒到白宮了，他還是堅決不戴口罩。

在美國幫我裝修房子的領班師傅看我戴口罩，他一直不以為然，也一直不跟我保持六呎的社交距離，老貼近我講話。

疫情 2 月在華盛頓州爆發時，爆發點的醫院只有一位華人營養師戴口罩；我的大學同學在美國的醫院復健部門工作，因為前一天她治療的病人被確診了，於是她隔天治療其他病人時就主動戴起口罩，結果卻被上司斥責，命令她摘下口罩，理由是會引起其他病人恐慌。

我在華州加入的一個微信群組，裡面有華人和白人，一位在醫院工作的白人跳出來澄清和呼籲大家不要戴口罩，因為「美國ＣＤＣ沒有建議全民帶口罩」，另一個理由是「口罩要留給前線醫護人員」。

他說這話的時間點是在 2020 年 3 月，病毒早已在美國群聚感染。剛開始華人上街戴口罩，還會引起歧視，認為你是身上帶有病毒才戴口罩，殊不知戴口罩和勤洗手是最有效的防護策略，效果遠優於社交距離。

我看到各種亂象，哭笑不得，頂多只能保護家人，做自己能做的，確保不被感染。美國CDC一直到 4 月，美國本土疫情失控嚴重，死亡人數高達五萬人時，才鬆口建議大家戴口罩。

簡單來說，美國疫情失控就是「輕忽」二字，如果細究，可以拆解成「驕傲、本位、盲從、頑固」。美國可說是百年來全球最富強的國家、人才最多、科技最先進、房大車大、物價便宜，社會福利完善，人民普遍心態是「即使天塌下來了，也有山姆大叔頂著」。人民一般來說不關心國際情勢，多注重享樂。

所以當中國疫情爆發了，美國人要嘛搞不清楚該病毒的嚴重性，要嘛就是覺得事不關己。我的二女兒在 2019 年 1 月得了非常嚴重的流感，極似武漢肺炎，但醫院根據旅遊史，壓根兒不肯檢測新冠病毒，我趕緊帶她回家，全家隔離、酒精消毒，用自然醫學的方法治癒。

一個國家越富強，越會讓人民過於驕傲，而不虛心求教。美國最高法院首席大法官羅伯茲（John Roberts）5月份在兒子高中畢業典禮的演講（沒錯，學校停課了，畢業典禮在網路舉辦），對畢業生說：「新冠病毒已刺穿我們以為能確定與控制的假象。」「經過疫情，我們至少應該學會謙卑。」

　　盲從不是極權國家的專利，在民主自由國家也很普遍。因為盲從就不需要獨立思考、不需要謹慎判斷，只要聽從 CDC 或醫學會的指示就好。很多醫護人員或病人死守主流醫學療法，而不在自然醫學或中醫或其他另類療法裡找尋答案，這現象其實也是盲從。我們必須承認，每一種醫學都有其優缺點，不可偏廢。

　　一個人越有錢、能力越強、外表越美、權力越大、名氣越大，他就越容易驕傲，一個團隊也是如此。但是《聖經》上寫得很清楚：「敗壞之先，人心驕傲；尊榮以前，必有謙卑。」所以上帝允許苦難的發生，就是要讓我們學習謙卑。不管是個人、國家、專業，道理都是一樣，感謝上帝讓我們有機會不斷學習謙卑、順服、寬容、感恩。

　　回到新冠肺炎的主題，不管是傷風感冒、流行性感冒、SARS、MERS、伊波拉病毒、新冠病毒、超級細菌，這一類的傳染病，若是一味倚賴人工藥物去殺病菌，其實是行不通的，甚至會有反撲，超級細菌就是這樣產生的。

　　所以自然醫學醫師和中醫師都不依賴藥物來殺菌、殺病毒、壓抑免疫系統，而強調提升免疫力（更精確的稱呼是免疫正常化）和保護自身組織不受破壞，補充身體所需要的對症營養素和天然藥物，給身體該有的武器，讓身體自己去對抗疾病，這樣就不怕病毒一再突變，或是遇到超級細菌時束手無策。

　　對抗各種傳染病，最基本的方法，就要「降低病菌數」與「提升免疫力」。前者可以藉由戴口罩、勤洗手、保持社交距離來達到，後者就是一個很廣泛的議題。

過去二十年來，我常被讀者和網友問到「如何提升免疫力？」，我的標準回答是「大哉問也」。目前為止，沒有一種人工西藥可以提升免疫力，但在自然界中，卻有很多營養素和天然草藥有很好的提升免疫力的效果，這一方面在自然醫學和中醫學已經累積了很多寶貴經驗，值得大家重視。

　　我在美國診所的新冠肺炎標準流程（SOP）：補充抗氧化劑→補充特殊對症營養素→使用天然歐美草藥萃取→針灸→熬煮中藥湯劑。

　　常用抗氧化劑：維生素C和硫辛酸。

　　常用特殊對症營養素：太多，詳見我的美國診所官網（請見折口QR）。

　　常用天然歐美草藥萃取：紫錐花、接骨木、北美黃連、咽喉噴劑、乾咳酊劑、濕咳酊劑、退燒酊劑等，其餘詳見我的美國診所官網。

　　常用針灸穴位：足三里、曲池、蠡溝、三陰交、百會、四神通。

　　有效新冠中藥湯劑：清肺排毒湯（熱性體質或高燒適用）、清肺排毒湯酌量減去石膏與黃芩（寒性體質不發燒或低燒者適用）。以上適用於輕症、中症、重症。若有中醫師辯證論治，可於不同體質、不同季節、不同病程靈活使用射干麻黃湯（或小青龍湯）、麻杏石甘湯（或大青龍湯）、小柴胡湯、五苓散、銀翹散、桑菊飲等。

清肺排毒湯處方組成及服用方法：

藥材			
麻黃 9g	甘草 6g	杏仁 9g	生石膏（先煮 15 分鐘）15–30g
桂枝 9g	澤瀉 9g	豬苓 9g	白朮 9g　茯苓 15g
柴胡 16g	黃芩 6g	半夏 9g	生薑 9g
紫菀 9g	款冬 9g	射干 9g	細辛 6g
山藥 12g	枳實 6g	陳皮 6g	藿香 9g
（熱象不明顯者，生石膏與黃芩可酌量減少或完全不用）			

煮法	以上各藥洗淨加水，水淹過藥材 1 公分即可，小火熬煮 10 分鐘，倒出備用，再加水熬煮 15 分鐘。前後煮混合，每天早晚各喝一次（餐後 40 分鐘），趁熱喝。一天一帖，三帖為一個療程。可用電爐或瓦斯爐加熱，不可用微波爐。若症狀好轉而未痊癒者，再服用第兩個療程。可依實際體質與症狀修改處方，症狀消失則停藥。注意，此方限用於治療，不可用於預防。

若要進一步了解新冠肺炎的防治與搶救，可聽這一集演講。（掃瞄右方 QR Code）

除此之外，你認為「飲食、睡眠、運動、情緒、毒素」對免疫力是否會有影響呢？答案當然是肯定的，而且大有影響。不管是防治各種傳染病也好，逆轉各類慢性病也好，一般人想要養生也好，都需要認清這「影響健康的五大因素」，並盡全力遵守大自然的法則，做該做的事，那麼不但可以提升免疫力，也可以防治百病。

我們在本書第二章就探討了這「五大因素」，請大家細讀，如果身體力行，就不用怕面對新冠病毒，因為你將會是那一位無症狀或輕症的幸運兒了。不但如此，而且保證可以「有病治病、無病強身」。

我常說，生病是一種祝福，讓人謹守本分。大自然有它的規律，順應它，就凡事順利；違反它，就要付出代價。希望本書的知識能化做行動，為大家帶來幸福健康。祝福您！

圓神出版事業機構
Eurasian Publishing Group
用心與你對焦・視野無限寬廣

如何出版社
Solutions Publishing

www.booklife.com.tw

reader@mail.eurasian.com.tw

Happy Body 185

啟動身體的抗老系統：
從破壞模式切換到修復模式，享受無病生活

作　　者／陳俊旭

發 行 人／簡志忠

出 版 者／如何出版社有限公司

地　　址／台北市南京東路四段50號6樓之1

電　　話／（02）2579-6600・2579-8800・2570-3939

傳　　真／（02）2579-0338・2577-3220・2570-3636

總 編 輯／陳秋月

主　　編／柳怡如

專案企畫／賴真真

責任編輯／丁予涵

校　　對／丁予涵・柳怡如

美術編輯／蔡惠如

行銷企畫／詹怡慧・曾宜婷

印務統籌／劉鳳剛・高榮祥

監　　印／高榮祥

排　　版／杜易蓉

經 銷 商／叩應股份有限公司

郵撥帳號／18707239

法律顧問／圓神出版事業機構法律顧問　蕭雄淋律師

印　　刷／祥峰印刷廠

2020年11月　初版

2024年6月　　8刷

定價330元　　　　　ISBN 978-986-136-561-9

歲月帶來智慧，但體能和腦力仍應保持在年輕狀態，這就是抗老化的真諦。
健康百歲，無病無憂，是我們的共同目標，希望以此共勉，大家一起努力！

　　　　　　　　　　　　　　　　　　　　　——《啟動身體的抗老系統》

◆ **很喜歡這本書，很想要分享**

圓神書活網線上提供團購優惠，
或洽讀者服務部 02-2579-6600。

◆ **美好生活的提案家，期待為您服務**

圓神書活網 www.Booklife.com.tw
非會員歡迎體驗優惠，會員獨享累計福利！

國家圖書館出版品預行編目資料

啟動身體的抗老系統：從破壞模式切換到修復模式，享受
無病生活／陳俊旭 作 . -- 初版 -- 臺北市：如何，2020.11
　　192面；17×23公分 -- （Happy body；185）
　　ISBN 978-986-136-561-9（平裝）

　　1. 醫學　2. 健康法

410　　　　　　　　　　　　　　　　　　　109014498

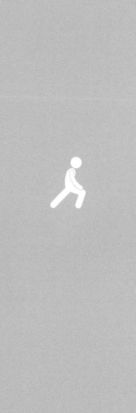

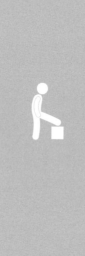